# Ketogene Ernährung für Einsteiger!

Ketogene Ernährung für Anfänger; Einführung in die Keto-Diät und Low Carb; Fett verbrennen am Bauch; inkl. 80 Keto-Rezepte mit Farb-Bildern

Mia Lichtberger

Ebook ASIN: B07R69TGGZ
Taschenbuch ISBN: 978-1096095651

FRONTALIS BOOK STORE

www.frontalis-bookstore.com

# Inhalt

# Einleitung

Liebe Leserin und lieber Leser,

schön, dass du dich für dieses Buch entschieden hast. Wir begeben uns in diesem Buch zusammen auf eine kleine kulinarische Reise durch die Landschaft der ketogenen Ernährung. Dabei klären wir viele Fragen rund um die ketogene Ernährung und du lernst ganz genau, wie du die ketogene Ernährung in deinen Alltag integrierst. Und ja, die Umstellung auf eine ketogene Ernährungsweise IST eine Ernährungsumstellung, aber mit dem richtigen Know-How ist diese Ernährungsumstellung alles andere als kompliziert, dies wird vielmehr zu einem aufregenden und leckeren Abenteuer. Falls du dich jetzt fragst, warum du die ketogene Ernährung in deinen Alltag einladen sollst, dann überlege mal kurz, wie die Ernährung unserer Vorfahren ausgesehen hat ... Genau, deutlich gesünder, denn es gab keine Fertigpizzen und Döner an jeder Ecke. Unsere Vorfahren haben sich vor allem von frischen, unverarbeiteten Lebensmitteln ernährt. Neben frischem Obst und Gemüse gab es natürlich auch Nüsse, Samen und kleine Portionen tierische Produkte. Selbstverständlich hatte das Leben damals auch gravierende Nachteile, ich für meinen Teil würde meinen Kühlschrank und die Supermärkte ganz schön vermissen. Uns geht es also richtig gut! Wenn wir abends zu Hause sitzen und Lust auf indisches Essen, aber keine Lust auf Einkaufen haben, dann bestellen wir uns eben das indische Essen. Oder was ist, wenn unser Beruf eben nicht der eines Landwirts oder Jägers ist? Dann gehen wir in den Supermarkt und holen uns eben die Lebensmittel, die wir uns auf unserem Teller wünschen. Und was ist, wenn wir absolut keine Lust (oder Zeit?!) auf das Zubereiten von Mahlzeiten haben? Dann gehen wir in den nächsten Supermarkt oder das nächste (Fast Food-) Restaurant und gönnen uns das, wonach uns ist. Dieser Lebensstil hat klare Vorteile: Wir haben keinen Stress, was die Beschaffung von Nahrungsmitteln angeht, wir haben immer ausreichend Nahrungsmittel zur Verfügung und wir müssen kaum Zeit für das Zubereiten von Mahlzeiten verwenden. Einen gewaltigen Nachteil hat diese Lebensweise aber leider, wenn wir sie nicht mit Verstand gestalten: Sie wirkt sich langfristig extrem negativ auf unsere Gesundheit aus. Nicht nur, dass wir auf langer Sicht immer mehr zunehmen, sondern dieses Übergewicht und die nährstoffarme Ernährung haben auch ganz andere gesundheitliche Folgen wie Herz-Kreislauf-Erkrankungen, Diabetes und ähnliches. Das möchten wir natürlich vermeiden und eine Möglichkeit dies zu tun, ist unserer Nahrungsvielfalt und unserem einladenden Nahrungsmittelangebot wieder die nötige Portion Verstand hinzuzufügen. Was dabei herauskommt, ist die Keto-Diät! Wir reduzieren also die Aufnahme von kohlenhydratreichen Lebensmitteln und laden stattdessen nährstoffreiche Lebensmittel auf unseren Teller – das Resultat ist nicht nur, dass wir ohne zu hungern in kürzester Zeit rank und schlank sind, sondern auch, dass sich unsere Gesundheit nachhaltig verbessert. Also lass uns deiner Gesundheit zuliebe deinen Speiseplan ein wenig boosten und für jede Menge Energie, eine traumhafte Figur und langanhaltende Gesundheit sorgen Noch eine kleine Anmerkung zum Thema Mindset. Abnehmen ist auch eine Kopfsache. Egal welche Diät, Ernährungsumstellung oder Bewegungsintensität angepackt wird, der Kopf spielt eine ungemein wichtige Rolle. Sogar so stark, dass jedes Vorhaben schnell torpediert werden kann. Daher ein kleiner Tipp am Rande: Die Gewichtsblockade lösen! Sonja Tolevski hat einen Online Video Kurs speziell für Frauen entwickelt. In diesem 30-tägigen Kurs werden gezielt Gewichtsblockaden aufgelöst. Das kann ungemein nützlich sein, da das Mindset die Basis jedes Abnehmversuchs ist. Im Anhang nach dem Schlusswort sind die Links aufgeführt. Nun will ich dich gar nicht länger aufhalten, lass uns lieber direkt mit den Basics zur ketogenen Ernährung starten! Viel Spaß!

# Was ist „ketogene Ernährung“ und woher kommt das Konzept der ketogenen Ernährung?

Die ketogene Ernährung wurde vor allem als therapeutische Ernährungsweise entwickelt. Das Ziel war es, verschiedene Erkrankungen, wie beispielsweise Epilepsie, Diabetes und Alzheimer, durch diese Form der Ernährung zu lindern. Durch die großartige Wirkung der ketogenen Ernährung auf den Körper werden unterschiedliche Symptome gelindert und ganz nebenbei auch Übergewicht abgebaut. Der Abbau von Übergewicht ist auch der Grund, warum viele gesunde Menschen die ketogene Ernährung mittlerweile für sich entdeckt haben. Grob erklärt, funktioniert die ketogene Ernährung folgendermaßen: Du reduzierst die tägliche Aufnahme von Kohlenhydraten auf maximal 50 g. Aber warte mal ... Reduktion von Kohlenhydraten? Das hast du bestimmt schon einmal in einem ähnlichen Kontext gehört, oder? Genau, ich spreche von der Low-Carb-Diät. Auch bei der Low-Carb-Diät wird die tägliche Aufnahme von Kohlenhydraten reduziert, aber lange nicht so stark wie bei der ketogenen Ernährung. Bei der Low-Carb-Ernährung dürfen bis zu 120 g Kohlenhydrate täglich aufgenommen werden – bei der ketogenen Ernährung sollte man sich auf 50 g Kohlenhydrate am Tag beschränken Mit beiden Ernährungsformen wirst du abnehmen und eine deutliche gesundheitliche Verbesserung erfahren. Aber machen wir uns nichts vor, wenn du lediglich 50 g Kohlenhydrate täglich zu dir nimmst, dann wirst du deine von der Ernährung abhängigen Ziele wesentlich schneller erreichen.

Das gesamte Konzept der ketogenen Ernährung ähnelt ein wenig dem Fasten, nur ohne tatsächliches Fasten. Unsere frühsten Vorfahren hatten oftmals die Gelegenheit zu fasten – wenn auch nicht wirklich freiwillig. In den kalten Monaten des Jahres war das Nahrungsmittelangebot eben reduziert. Wir haben das Glück, dass die Supermärkte auch im Winter randvoll mit Köstlichkeiten, die nur darauf warten, von uns verschlungen zu werden, sind. Dank der Globalisierung, der Entwicklung von Treibhäusern und ähnlichem können wir das ganze Jahr über frische und vielfältige Nahrungsmittel genießen. Unser Körper ist allerdings noch auf Fastenzeiten eingestellt und sammelt dementsprechend fleißig Reserven in Form von körpereigenem Fett. Das ärgert dich (und mich) natürlich in dem Moment, wo wir zur gleichen Zeit schlemmen und schlank sein möchten. Unser Körper wird nicht aufhören, aus den Lebensmitteln, die wir verzehren, mögliche Fettreserven zu schöpfen. Das einzige, was uns also langfristig übrig bleibt, ist unsere Ernährung anzupassen und mit ein wenig mehr Verstand zu gestalten. Bei der ketogenen Ernährung gibt es einen wichtigen Faktor, der dem Fasten ähnlich ist: Die Aufnahme von Zucker ist unglaublich gering, fast nicht existent. Und somit entsteht bei der Keto-Diät der gleiche Effekt wie beim Fasten – der Körperzustand verfällt in die Ketose. Die Ketose ist der Zustand, bei dem der Körper nicht aus aufgenommenem Zucker, sondern aus in der Leber produzierten Ketonkörpern Energie gewinnt. Und genau dieser Effekt ist es, der uns beim Abnehmen hilft und natürlich auch bei der Bekämpfung vieler Krankheiten. Das Fasten kann viele Gesichter haben. Während die einen Wasserfasten, Saftfasten oder ähnliches machen, geht es bei der Keto-Diät um den Verzicht auf Kohlenhydrate. Fasten war übrigens schon bei den Römern und Griechen ein beliebtes Mittel zur Gesunderhaltung!

Das Wiederentdecken des Fastens haben wir zum Teil dem amerikanischen Film „First Do Not Harm" zu verdanken, der im Jahr 1996 in die Kinos kam. Dort wurde von der Keto-Diät berichtet, und zwar im medizinischen Kontext. In dem Film wird gezeigt, wie die Keto-Diät einem an Epilepsie erkrankten Jungen hilft, die Symptome der Epilepsie deutlich zu verringern. So wurde die Keto-Diät zunächst im medizinischen Kontext sehr beliebt und dann später auch unter ernährungsbewussten Menschen als Mittel zur höchst effektiven Gewichtsreduktion.

Also lass uns weiter über die ketogene Ernährung sprechen. Du nimmst täglich maximal 50 g Kohlenhydrate zu dir, 1 g Eiweiß pro Kilo Körpergewicht und mindestens 150 g Fett. Das hört sich erst einmal kompliziert an, das ist es aber keineswegs. Um Kohlenhydrate einzusparen, lässt du herkömmliche Nudeln, Brot, Kartoffeln und ähnliches weg. Dein Teller bleibt natürlich nicht leer, sondern du schaufelst Gemüse, kleine Portionen Obst, Gemüse, tierische Produkte, Gemüse, Gemüse und Gemüse auf deinen Teller. Gemüse ist in der Tat ein wichtiger Bestandteil der ketogenen Ernährung, weil es wenig Kohlenhydrate und gleichzeitig viele lebenswichtige Nährstoffe enthält. Du versorgst deinen Körper mit lauter wunderbaren Nährstoffen und lässt zur gleichen Zeit alle Lebensmittel weg, die deinen Körper in irgendeiner Form belasten. Viele von uns haben gelernt, dass der Körper die Energie für all unsere wertvollen Aktivitäten aus Brot, Nudeln, Haushaltszucker, Kartoffeln und ähnlichem zieht. Das ist natürlich richtig und auch bei der ketogenen Ernährung wirst du ausreichend Energie haben, sie allerdings aus Fetten beziehen. Es gibt einen wunderbaren Mechanismus in unserem Körper, der es uns erlaubt, Energie aus Fetten zu ziehen, dazu später mehr. Durch den weitgehenden Verzicht auf stark kohlenhydratreichen Lebensmittel gibst du deinem Körper die Möglichkeit, mal ordentlich aufzuräumen, angestautes Körperfett loszuwerden und Giftstoffe auszuscheiden. Das Ganze versetzt dich dann in den Zustand der Ketose, bei dem Ketonkörper aus Fetten als Energielieferant in der Leber hergestellt werden. Das klingt hoch kompliziert, aber ist ein völlig natürlicher körperlicher Vorgang, von dem du selbst nicht viel mitbekommen wirst.

Jetzt möchtest du bestimmt wissen, welche Lebensmittel genau zur ketogenen Ernährung gehören und welche Lebensmittel du lieber vermeiden solltest? Alles klar, lass uns das in Form einfacher Zusammenfassungen/Listen, die du dir auch mit auf deine nächste Shopping-Tour nehmen kannst, klären.

Gut geeignete Lebensmittel für die Keto-Diät sind kohlenhydratarmes Gemüse und Obst, Milchprodukte, Fleisch und Fisch. Idealerweise sollten die Lebensmittel einen hohen Anteil an ungesättigten Fettsäuren haben: Thunfisch, Makrelen, Steak, Hühnchen, Pute, Eier, Sahne, Butter, pflanzliche Öle, Nüsse, Samen, Brokkoli, Tomaten, Gurken, Papaya ... Gewürze sind natürlich erlaubt.

- Gemüse, denn es enthält in der Regel kaum Kohlenhydrate. Die Ausnahme bilden hier Kartoffeln und Hülsenfrüchte, die große Mengen Kohlenhydrate enthalten.
- Obst ... Obst enthält im Durchschnitt viele Kohlenhydrate und doch sollten die kohlenhydratärmeren Obstsorten ein fester Bestandteil deiner kulinarischen Routine sein, denn sie enthalten lebenswichtige Nährstoffe. Gut geeignet sind Beeren, Melonen, Pfirsiche, Aprikosen und Nektarinen. Äpfel,

Birnen, Zitrusfrüchte und Granatapfel sollten in moderaten Mengen genossen werden.

- Bei Fleisch gibt es keine Ausnahmen, aber dafür eine Empfehlung für Hühnchen- und Rindfleisch, denn diese enthalten sehr wenige Kohlenhydrate, aber viele Proteine und Fette.
- Fisch darf natürlich auch nicht fehlen, denn Fisch enthält unverarbeitet kaum Kohlenhydrate, aber jede Menge Fette und Proteine. Vor allem die fettreichen Sorten sind für die Keto-Diät besonders gut geeignet.
- Auch Eier sind quasi frei von Kohlenhydraten, enthalten aber eine große Menge Proteine – perfekt!
- Milchprodukte sind allerdings mit Vorsicht zu genießen, denn vielen Milchprodukten werden verschiedene Formen von Zucker zugesetzt. Ungesüßter Joghurt, Butter, Käse und Sahne sind kohlenhydratarm und gleichzeitig fett- und proteinhaltig.
- Pflanzliche Fette sind nur dann geeignet, wenn sie kaltgepresst und schonend hergestellt wurden. Rapsöl, Sojaöl und Co gehören ab jetzt also der Vergangenheit an. Olivenöl, Kokosöl und Avocadoöl sind willkommen!
- Auch in Nüssen und Samen stecken viele Fette und Proteine und dabei kaum Kohlenhydrate. Aus Nüssen und Samen kannst du ganz leicht Keto-Brot her-

stellen, Müslis zaubern oder sie einfach als Snack genießen.

- Um deine Keto-Küche ideal abzurunden, dürfen frische Kräuter und möglichst unverarbeitete Gewürze nicht fehlen! Stevia und Xylit sind großartige Alternativen zu Haushaltszucker, der auf deinem Speiseplan keinen Platz haben sollte.

Jetzt folgt eine ausführlichere Liste mit den Lebensmitteln, denen du vorerst Lebewohl sagen musst:

Lebensmittel, auf die du lieber verzichten solltest, sind stark verarbeitete Lebensmittel, Zucker, kohlenhydratreiches Gemüse und Obst (Kartoffeln, Hülsenfrüchte), Fertiggerichte, Getreideprodukte, zuckerfreie Diätprodukte, Süßigkeiten, Softdrinks und industriell verarbeitete Pflanzenöle. Alle Lebensmittel hier aufzulisten, würde den Rahmen sprengen, aber im Internet findest du mit wenigen Klicks ellenlange Listen, auf denen du auch deine Lieblingslebensmittel wiederfindest.

Schau doch mal schnell ins letzte Kapitel dieses Buches, um dir ein Bild von einem ketogenen Tag zu machen. Du wirst sehen, dass das Ganze keineswegs kompliziert, sondern köstlich ist. Wie du mit dieser leckeren Ernährungsform überschüssige Pfunde purzeln lässt, erfährst du im nächsten Kapitel.

# Wie verliert man Gewicht mit diesem Ernährungsprinzip und wie funktioniert die Fettverbrennung bei der Keto-Diät?

Es ist Fakt, dass du durch die Keto-Ernährung Gewicht verlierst. Die Frage ist, wie das funktioniert. Kurz gefasst so: Du nimmst deutlich weniger Kohlenhydrate auf und dein Körper braucht das körpereigene Fett auf. Bei einer herkömmlichen Ernährungsweise erhält dein Körper Energie aus Zucker, also Kohlenhydraten. Es gibt einfache und komplexe Kohlenhydrate, die unterschiedlich in deinem Körper wirken. Komplexe Kohlenhydrate (Vollkornbrot) bestehen aus langen Zuckermolekülketten, für die dein Darm einige Zeit braucht, um sie aufzuspalten. Das heißt, dass nach und nach Zuckermoleküle vom Darm in den Blutkreislauf gelangen und somit dein Körper langfristig mit Zucker (Energie!) versorgt wird. Für deine Bauchspeicheldrüse heißt das, dass sie nur mäßig viel arbeiten muss. Deine Bauchspeicheldrüse produziert den Stoff Insulin, der die Zuckerteilchen durch den Körper transportiert. Mit diesem Wissen kannst du dir leicht erklären, wie ungesund einfache Kohlenhydrate (Schokoriegel) sind. Einfache Kohlenhydrate bestehen aus kurzen Zuckermolekülketten, die vom Darm ganz fix aufgespalten werden. Das heißt, dass dein Darm diesen Zucker im Nu aufgespalten und in den Blutkreislauf abgegeben hat. Für deine Bauchspeicheldrüse bedeutet dies Stress, denn sie muss für einen großen Haufen Zucker die passende Menge Insulin auf einmal zur Verfügung stellen. Die Energie, die dein Körper in diesem Moment nicht benötigt, wird in den Glykogenspeichern gelagert. Sind die Glykogenspeicher voll, wird die Energie in Form von Körperfett gespeichert. Zack, ist die Energie „verbraucht" und zack, hast du wieder Hunger und zack, landet der nächste Schokoriegel in deinem Mund.

Mit der ketogenen Ernährung hat dies ein Ende, denn du nimmst kaum noch Kohlenhydrate zu dir und wenn, dann komplexe Kohlenhydrate. Deine Bauchspeicheldrüse kann sich also eine lang ersehnte Pause gönnen. Statt Kohlenhydraten nimmst du Eiweiß und Fett zu dir. Das aufgenommene Fett und dein Körperfett werden, sobald die Glykogenspeicher leer sind und leer bleiben, für die Produktion von Ketonkörpern in der Leber herangezogen. Diese Ketonkörper versorgen jetzt deinen Körper mit Energie. Das Körperfett wird also Stück für Stück abgebaut – und nicht wieder aufgebaut. Den Zustand der Ketose erreichst du nach dem fast vollständigen Verzicht auf Kohlenhydrate nach 24-72 Stunden. Achte darauf, dass du nicht zu viel Eiweiß aufnimmst, denn auch aus Eiweiß kann dein Körper Glukose herstellen, was den Zustand der Ketose gefährden könnte. Es ist nämlich nicht möglich, dass dein Körper aus Fett UND Zucker Energie gewinnt, dein Körper entscheidet sich für eine Möglichkeit, und zwar abhängig von dem, was du zu dir nimmst.

Du musst also nicht, wie bei vielen anderen Diäten, Kalorien zählen, um auf einem annehmbaren Stand des Körpergewichts zu verbleiben, sondern du kannst einfach stark kohlenhydrathaltige Lebensmittel von deinem Speiseplan streichen. Sobald du dich an die Zusammenstellung der Rezepte gewöhnt hast, wirst du auch keine Kohlenhydrate mehr zählen müssen, kein Eiweiß, kein Fett, nichts mehr zählen müssen, denn deine neue Ernährungsform ist dann zur Gewohnheit geworden. Unglaublich praktisch ist, dass du dennoch weiter abnimmst, weil die Fettverbrennung im Keto-Zustand nicht etwa von deiner sportlichen Aktivität abhängig ist, sondern dauerhaft geschieht! Aber kleiner Tipp: Sport ist schon extrem gesund, macht Spaß und hält dich gesund ...

## Herkömmliche Diäten vs. Keto-Diät

Diät ist nicht gleich Diät und vielleicht hast du auch schon ein wenig Erfahrung im Bereich der verschiedenen Diäten gesammelt und gemerkt, dass die meisten Diäten nicht mal ansatzweise das halten, was sie versprechen. Das Grundproblem der meisten Diäten ist, dass sie temporär begrenzt angelegt sind. Es ist natürlich wunderbar drei Monate lang auf die Kalorienaufnahme zu achten und danach super schlank zu sein. Aber was bringt uns das Ganze, wenn wir nach diesen drei Monaten wieder zu unserer herkömmlichen Ernährungsweise zurückkehren und uns die mühsam losgewordenen Kilos wieder anfuttern? Nicht viel, nicht viel. Den Jojo-Effekt kennen wir nur zu gut und das schlimmste am Jojo-Effekt ist, dass wir nicht nur die Kilos, die wir mühsam abgebaut haben, wieder aufladen, sondern meistens noch einige Extrakilos obendrauf! Wie kann das sein!? Zunächst einmal setzt nach einer erfolgreichen und mühseligen Diät meist der Gedanke „Jetzt gönne ich mir mal was“ ein – völlig legitim – und dieser Gedanke trifft dann auf einen völlig verlangsamten Stoffwechsel, wie es die Folge der meisten Diäten ist. Die paar „Jetzt gönne ich mir mal was“-Mahlzeiten treffen also auf einen langsamen Stoffwechsel und hauen somit doppelt und dreifach rein. Nicht ganz so optimal. Es ist aber nur zu gut verständlich, dass wir nach einer anstrengenden Diät wieder kräftig reinhauen möchten, denn die allermeisten herkömmlichen Diäten arbeiten mit Verzicht, plötzlichem Verzicht. Und das kommt bei uns Menschen in der Regel nicht gut an. Wir Menschen sind Gewohnheitstiere und mögen es gar nicht, wenn uns plötzlich unser Lieblingsessen weggenommen wird. Die Folge ist körperlicher und mentaler Stress, der nicht zu unterschätzen ist. Die Keto-Diät ist da schon raffinierter, denn im Prinzip ist nichts verboten, du kannst schließlich deinen Kohlenhydratbedarf von 50 g täglich auch mit einem Stück Fertigpizza decken. Falls du aber nicht nur schlank, sondern auch gesund sein möchtest – und dich nebenbei noch kräftig satt essen möchtest – dann stehen dir vielfältige Keto-Pizza-Ideen zur Verfügung. Diese helfen dir dabei, deine kulinarischen Gewohnheiten in Keto-Manier umzusetzen, sodass du nicht das Gefühl hast, große Opfer zu bringen, sondern happy durch deinen kulinarischen Alltag gehst. Bei der Keto-Diät geht es nicht wirklich um Kurzfristigkeit, sondern um nachhaltige Veränderungen. Natürlich musst du jetzt nicht dein Leben lang mit 50 g Kohlenhydraten täglich leben, sondern kannst (und solltest!!) nach und nach wieder mehr Kohlenhydrate in deinem Leben einbauen. Aber durch die vielen köstlichen Rezepte, die du zu deinen kulinarischen Gewohnheiten gemacht hast, wirst du definitiv dauerhaft gesünder leben und schlank bleiben. Bei der Keto-Diät geht es also darum, den eigenen Ernährungsstil langfristig zu optimieren und ohne zu hungern abzunehmen. Die meisten herkömmlichen Diäten können ein kleines ungutes, permanentes Hungergefühl nicht umgehen. Bei der Keto-Diät sieht das anders aus: Hier nimmst du viele Proteine und Fette zu dir, die dich lange satt halten. So bist du länger satt und die Chance, dass du dann doch zu einem Schokoriegel greifst, weil der kleine Hunger zwischendurch dich plagt, ist sehr gering. Wenn du es jetzt noch schaffst, dich langsam aber sicher an die Keto-Diät heranzutasten und somit deinen Körper und Geist schonend auf die Veränderung vorbereitest, dann ist auch das Risiko für das Scheitern der Keto-Diät gering. Bei herkömmlichen Diäten ist das Risiko für den Abbruch höher, denn du wirfst dich selbst ins kalte Wasser und sollst dann mit knurrendem Magen motiviert bleiben und nicht schnell wieder rauszuspringen ...

## Die verschiedenen Formen der Keto-Diät

In diesem Kapitel gehen wir ein wenig mehr ins Detail und sehen uns die verschiedenen Formen der Keto-Diät an. Die Grundlage aller Keto-Diäten ist natürlich die stark reduzierte Aufnahme von Kohlenhydraten. Zu den bekanntesten Formen der Keto-Diät gehören die Standard Ketogenic Diet, die Cyclical Ketogenic Diet, die High Proteine Ketogenic Diet, die Atkins-Diät, die Targeted Ketogenic Diet und die LCT- und MCT-Diät.

- Die Standard Ketogenic Diet (SKD) sieht einen täglichen Verzehr von 20-50 g Kohlenhydraten vor. Du kannst es dir sicherlich schon denken – in diesem Buch geht es genau um diese Standard Ketogenic Diet, die zum schnellen Abbau von Fett häufig eingesetzt wird. die Standard Ketogenic Diet wird auch oftmals zur Therapie von verschiedenen Krankheiten eingesetzt.

- Die Cyclical Ketogenic Diet (CKD) sieht einen Zyklus von Tagen mit wenigen und Tagen mit vielen Kohlenhydraten vor. Bei den kohlenhydratarmen Tagen werden maximal 50 g Kohlenhydrate verzehrt und beiden kohlenhydratstarken Tagen werden bis zu 600 g Kohlenhydrate aufgenommen, wobei hier die Aufnahme von komplexen Kohlenhydraten im Vordergrund steht. Hintergrund dieses Zyklus ist die Anpassung der Kohlenhydrataufnahme an den Sportrhythmus, weswegen die Cyclical Ketogenic Diet oftmals von Kraftsportlern betrieben wird. Ein Zyklus besteht meist aus 5 kohlenhydratarmen und 2 kohlenhydratstarken Tagen, was die körperlichen Leistungen deutlich steigern soll.
- Die High Proteine Ketogenic Diet sieht nicht nur eine drastische Reduktion von Kohlenhydraten vor, sondern auch die erhöhte Aufnahme von Proteinen. Diese Form der Keto-Ernährung eignet sich besonders für Sportler beim Muskelaufbau.
- Die Atkins-Diät wurde im Jahr 1989 von der Firma Atkins Nutritionals Inc. bekannt und soll dem schnellen Fettabbau dienen. Diese Keto-Ernährungsform hat drei Phasen: Eine Einstiegsphase mit maximal 5 g Kohlenhydraten täglich, eine moderate Phase mit einer leichten Steigerung der Kohlenhydrataufnahme und eine dritte Phase mit einem optimierten, langfristigen Speiseplan. Der

plötzliche Verzicht auf Kohlenhydrate führt hier bei den meisten Diäthaltenden zu starken Nebenwirkungen, weswegen diese Form der Keto-Diät nicht mehr ganz so beliebt ist.

- Die Targeted Ketogenic Diet ist ebenfalls genau auf die Bedürfnisse von Sportlern ausgerichtet. Und wie der Name schon vermuten lässt, wird hier zielsicher mit den Kohlenhydraten umgegangen. Das heißt, dass 25-50 g Kohlenhydrate direkt vor einer Trainingseinheit verzehrt werden, damit der Körper ausreichend Energie für die Trainingseinheit hat. Diese Form der Keto-Ernährung sollte nicht ohne fachlichen Beistand durchgeführt werden.
- Die LCT- und MCT-Diät haben die verstärkte Aufnahme von mittelkettigen oder langkettigen Fettsäuren (und natürlich die Reduktion der Aufnahme von Kohlenhydraten) im Fokus, damit dem Körper noch mehr Energie zur Verfügung steht.

Wie du siehst, ist Keto-Diät nicht gleich Keto-Diät! Allerdings lohnt sich eine nähere Beschäftigung mit den verschiedenen Formen der Keto-Diät nur dann, wenn du sportlich höchst aktiv bist und entsprechende fachliche Unterstützung erhältst. Ich vermute mal, dass du die Keto-Diät vor allem zur schnellen Reduktion von Körperfett einsetzen möchtest – was völlig legitim ist – und jetzt hast du gelernt, dass die Keto-Diät auch bestens zu Sport passt. Falls du bisher sportlich nicht sehr aktiv warst, solltest du unbedingt damit beginnen, falls keine körperlichen Einschränkungen gegen sportliche Betätigung sprechen. Die Keto-Diät und Sport passen wunderbar zusammen. Wie wär es, wenn du mit einer schonenden Form von Sport beginnst? Wie wäre es mit schwimmen, Fahrrad fahren oder Yoga?

## Was genau ist die Ketose?

Du weißt mittlerweile, dass Glukose nicht der einzige Energielieferant für unseren Körper ist. Wir können unsere Energie eben auch von den in der Leber hergestellten Ketonkörpern beziehen. Sobald die Umstellung auf die Energieversorgung mit Ketonkörpern erfolgt, befinden wir uns im Zustand der Ketose. Damit du genau weißt, was mit dir während deiner Keto-Diät geschieht, erkläre ich dir jetzt, was genau es mit der Ketose auf sich hat.

Die Ketose (auch Ketogenese genannt) ist der Zustand, in dem unser Körper zur Energieversorgung auf in der Leber produzierte Ketonkörper zurückgreift. Die Ketonkörper werden vor allem durch den Verbrauch des körpereigenen Fetts hergestellt – so haben sich unsere frühsten Vorfahren während lebensmittelarmen Perioden mit Energie versorgt. Wenn du also nun einige Tage nicht mehr als 50 g Kohlenhydrate zu dir nimmst, wechselt dein Körper aufgrund mangelnden Zugangs zu Glukose in den Zustand der Ketose. Wir wechseln also relativ schnell in die Ketose, allerdings benötigt unser gesamter Organismus mehrere Wochen, um sich ernsthaft ganz an diese Umstellung zu gewöhnen. Nach einigen Tagen ist der Glykogenvorrat im Körper aufgebracht und der Körper benötigt eine neue Energiequelle, das Körperfett. Das Körperfett wird zusammen mit vorhandenen Fettsäuren in chemische Verbindungen umgewandelt, was uns unter dem Namen Ketonkörper (oder Ketone) bekannt ist. Der Körper produziert während des Zustands der Ketose drei Arten von Ketonkörpern: β-Hydroxybutyrat, Acetoacetat und Aceton.

Während der Ketose beginnen bestimmte Enzyme mit dem Abbau des Körperfetts in der Leber, was uns Energie bringt und das Körperfett sichtbar schmelzen lässt. Da keine großen Mengen Zucker mehr über die Nahrung aufgenommen werden, reguliert sich der Blutzuckerspiegel nach und nach, was zusätzlich zur Entlastung der Bauchspeicheldrüse führt. Die Ketose ist ein natürlicher Stoffwechselzustand, der viele gesundheitliche Vorteile bietet. Im Durchschnitt erreichen Menschen beim weitgehenden Verzicht auf Kohlenhydrate nach fünf Tagen den Zustand der Ketose, da zunächst alle Glykogenvorräte des Körpers voll ausgeschöpft werden. Während dieser „Umstellungsphase" kann es zu verschiedenen Nebenwirkungen kommen. Diese Nebenwirkungen sind einfach die Zeichen einer Umstellung. Um diese Nebenwirkungen zu vermeiden, wird häufig ein schonender Übergang zur Keto-Ernährung empfohlen. Während einer raschen Übergangsphase kann es zur Keto-

Grippe kommen, da der Körper kurzzeitig nicht mehr ausreichend Energie zur Verfügung hat - die Umstellung geht eben nicht bei allen Menschen wie von Zauberhand. Während einer langen Übergangsphase kann der Körper sich langsam gewöhnen, was vielen Menschen die heftigen Nebenwirkungen erspart – allerdings kann es hier zu länger anhaltender Müdigkeit als Antwort auf die schrittweise Reduktion von Kohlenhydraten kommen.

Wahrscheinlich möchtest du früher oder später wissen, ob du dich in der Ketose befindest und dazu kannst du einfach Keto-Sticks aus der Apotheke zum Messen deines Urins verwenden. Diese Sticks geben keine 100 % Sicherheit, sind aber eine anfängliche, kostengünstige Alternative zu Inhalationsmessgeräten oder ähnlichem. Du MUSST deinen Ketose-Zustand übrigens nicht messen ... Anhand einiger Anzeichen kannst du auch ohne Test darauf schließen, ob du dich auf dem Weg in die Ketose befindest: Manche Menschen entwickeln in der Übergangsphase einen säuerlichen Atem (zuckerfreie Kaugummis können Abhilfe schaffen!), kurzweilige Verdauungsprobleme, plötzlichen Gewichtsverlust, Müdigkeit, Reizbarkeit, Kopfschmerzen, Übelkeit, stärkere Sättigung und Lust auf Zucker.

Die Ketoacidose wird häufig mit der Ketose verwechselt, weswegen viele Menschen glauben, dass der Zustand der Ketose gefährlich sei. Dem ist natürlich nicht so. Der Zustand der Ketose ist ein natürlicher Stoffwechselzustand und die Ketoacidose ist vielmehr eine Komplikation von Diabetes Typ-1, die lebensbedrohlich sein kann. Während einer Ketoacidose besteht ein unnatürlich hohes Niveau an Blutzucker und Ketonen.

## Wie du deinen Körper während der Umstellung unterstützen kannst

Während deiner Ernährungsumstellung (und für den Rest deines Lebens) solltest du ganz bewusst auf dich und deinen Körper achten! Trinke ausreichend Wasser, denn eine zuckerreiche Ernährung und eine hohe Aktivität der Bauchspeicheldrüse haben meistens zur Folge, dass in den Nieren mehr Natrium gespeichert wird und die Nieren somit mehr Feuchtigkeit halten. Sobald also weniger Insulin ausgeschüttet wird, werden die Nieren Feuchtigkeit ausscheiden. Dann ist es umso wichtiger, dass du viel trinkst, um keinen Feuchtigkeitsmangel zu bekommen. In der von den Nieren ausgeschiedenen Flüssigkeit stecken auch jede Menge Mineralien wie beispielsweise Magnesium. Sorge also dafür, dass du ausreichend Mineralien zu dir nimmst – Kakao, Paranüsse, Spinat, Brokkoli, Avocados, Mandeln und Fisch zum Beispiel. Zudem solltest du darauf achten, dass du ausreichend Fett zu dir nimmst, damit dein Körper Material hat, um Ketonkörper herzustellen. Die Umstellung wird anstrengend sein, versäume es also nicht, dir ausreichend Schlaf zu gönnen!

# Welche Vorteile bringt mir die Keto-Diät, welche Nachteile hat die Keto-Diät?

Die ketogene Ernährung bringt einige Vorteile mit sich, weswegen ich dir die ketogene Ernährung in diesem Rahmen auch vorstelle. Allerdings gibt es auch einige Nachteile, die häufig unter den ketogenen Teppich gekehrt werden. Diese Nachteile können aber durchaus gravierend sein, ich persönlich finde diese Hinweise wichtig zu wissen und ich möchte selbstverständlich auch, dass du über die Nachteile Bescheid weißt.

Lass uns mit den Vorteilen beginnen. Die ketogene Ernährung ist eine wunderbare Möglichkeit, um das hartnäckige Bauchfett loszuwerden. Das Bauchfett stellt für unsere Gesundheit einen nicht zu leugnenden Risikofaktor dar. Im Bauchfett werden bestimmte Stoffe produziert, die deinen Appetit und deine Hormone ziemlich durcheinanderbringen können. Die langfristigen Folgen des Bauchfetts können Diabetes Typ 2, Hautprobleme, Autoimmunerkrankungen und Herz-Kreislauf-Erkrankungen sein. Das möchten wir natürlich nicht. Durch den weitgehenden Verzicht auf Kohlenhydrate senkst du deinen Blutzuckerspiegel, was deine Bauchspeicheldrüse freut und deine Insulinresistenz verbessert. Dadurch, dass dein Körper nicht mehr auf die einfachen Kohlenhydrate als Energielieferant zurückgreifen kann, ist er gezwungen auf die Energieversorgung mit

Ketonkörpern aus der Leber zu setzen. Das führt dazu, dass dein Körper alles verfügbare Körperfett zur Produktion von Ketonkörpern heranzieht, was unweigerlich dazu führt, dass du dein Körperfett loswirst und natürlich auch nicht wieder aufbaust.

Ein weiterer Vorteil ist, dass du zwar eine Diät machst, aber eben keine Diät machst. Das heißt, dass du weiterhin isst und satt bist, aber gleichzeitig die Vorteile einer Diät genießt. Du musst also keinen Hunger leiden, sondern darfst dich satt essen, schlemmen, köstliche Desserts und vor allem dein Leben genießen! Dadurch, dass du deine Insulinsensitivität verbesserst, kannst du auch nach der Keto-Diät damit rechnen, weniger (weniger schnell) Fett aufzubauen, da dein Körper die Nährstoffe besser verwerten kann.

Dadurch, dass du Zucker und Co vom Speiseplan verbannst und frische, unverarbeitete Lebensmittel stattdessen in den Fokus rückst, wird dein Körper mit vielen, vielen lebenswichtigen Stoffen versorgt. Die meisten Menschen stellen nach einigen Wochen der Keto-Diät fest, dass Hautprobleme, Verdauungsprobleme, ständige Müdigkeit, häufige Kopfschmerzen und ähnliche Symptome verschwinden, da der Körper nicht mehr mit dem Entgiften schädlicher Stoffe beschäftigt ist. Vor allem die Haut ist ein großes Organ, über das wir Schadstoffe ausscheiden – in Form von unschönen Hautunreinheiten.

Ein klarer Nachteil der Keto-Diät ist, dass du nicht spontan bei der Pizza zugreifen kannst, die dein Kollege in der Mittagspause auf den Tisch zaubert. Du KANNST natürlich schon zugreifen, allerdings gefährdest du dadurch deinen Zustand der Ketose. Das ist nicht weiter schlimm, denn du kannst jederzeit wieder in diesen Zustand gelangen, indem du die Aufnahme von Kohlenhydraten reduzierst. Dir muss also bewusst sein, welche Lebensmittel für die Keto-Diät besser und welche schlechter geeignet sind, um sinnvolle Entscheidungen im Alltag treffen zu können.

Ein weiterer Nachteil ist, dass einige Menschen, die die ketogene Ernährung (und Low Carb) langfristig betreiben, diabetesähnliche Symptome entwickeln. Es scheint also, als wäre die Keto-Diät noch nicht bis in die letzte Ecke erforscht und verstanden worden, zumindest, was die Langzeitwirkung betrifft. Es ist also ratsam, dass du die Keto-Ernährung einige Wochen oder Monate durchführst, bis du deine ideale Figur (und die muss nicht 90-60-90 sein!) erreicht hast. Dann kannst du nach und nach wieder gesündere (komplexe) Kohlenhydrate (Vollkornnudeln, glutenfreie Produkte und ähnliches) in moderaten Dosen in deinen kulinarischen Alltag mitaufnehmen. Es ist auch noch nicht abschließend geklärt, welche Langzeitfolgen eine stark fett- und eiweißreiche Ernährung hat. Die kohlenhydratarme Ernährung solltest du also nicht auf ewig zu der deinigen machen, sondern als Hilfestellung zur optimalen Figur sehen. Gerade durch den langfristigen Verzicht auf

Ballaststoffe kann es zu Verdauungsstörungen (Verstopfungen) kommen – im schlimmsten Fall auch zu Nährstoffmangel, denn Obst gehört definitiv zur optimalen Nährstoffversorgung dazu, aber eben nur in geringen Maßen zur Keto-Ernährung.

# Was müssen Beginner wissen?

Du weißt als Beginner jetzt schonmal alles, was du an Hintergrundwissen parat haben solltest. Dieses Hintergrundwissen hilft dir dabei, die ketogene Ernährungsweise besser zu verstehen, ihren Nutzen nachzuvollziehen und sie somit auch im Alltag besser umzusetzen. Das praktische Wissen, also die Rezepte, findest du im nächsten Kapitel. Damit du mit deiner Ernährungsumstellung nicht scheiterst, sollten wir allerdings ein „Bindeglied“ zwischen dem Hintergrundwissen und dem Praxiswissen schaffen. Lass uns also mal schauen, wie du Schritt für Schritt die ketogene Ernährung in deinen Alltag integrieren kannst, ohne ins kalte Wasser zu springen. Der Vorteil eines schonenden Übergangs ist, dass du dich wesentlich weniger überforderst, als wenn du ab morgen einfach mal komplett keto wirst. Oder kannst du dir vorstellen, ab morgen eine andere Person zu sein? Nein, und da unsere Ernährungsgewohnheiten einen wichtigen Teil unseres Alltags, unserer gewohnheitsmäßigen Gedanken und unserer Verhaltensweise ausmachen, solltest du dir entsprechend Zeit gönnen, um die Umstellung erfolgreich zu meistern. Es ist nämlich viel mehr als der Beschluss „Ich esse jetzt keto“, denn du musst deine Kochgewohnheiten, deine Einkaufsgewohnheiten und alles, was damit zusammenhängt, umstellen. Das geht nur sehr selten von heute auf morgen und wenn du zusätzlich noch andere Verpflichtungen hast, die du nicht vernachlässigen möchtest, dann gebe dir Zeit. Wir Menschen sind halt einfach Gewohnheitstiere ... Unsere Ernährungsgewohnheiten haben wir über Jahre oder Jahrzehnte kultiviert und die entsprechenden starken neuronalen Verknüpfungen im Gehirn geschaffen. Dein Körper und dein Geist werden dir also mitteilen: „Hey, hier stimmt was nicht, wo ist das normale Essen?!“, weil es sauanstrengend sein kann, die eigenen Gewohnheiten auf den Prüfstand zu stellen. Lass mich dir noch eines sagen: Wir sind nur so intelligent wie unsere Gewohnheiten.

Was dir also auf deinem Weg in ein ketogenes Leben helfen kann ...

- Entscheide dich, welchen kulinarischen Bereich in deinem Leben du zuerst „ketogenisieren“ möchtest. Frühstück, Mittagessen, Abendessen oder Desserts?
- Dann befreist du dich von allen nicht-ketogenen Lebensmittel aus dieser Kategorie. Im Falle des Frühstücks wären das beispielsweise Müslimischungen und Haushaltszucker für den Kaffee. Diese Dinge musst du nicht wegschmeißen, sondern kannst sie an Obdachlosenheime geben, bei Foodsharing oder ähnlichen Organisationen verteilen. Werde kreativ!
- Der nächste Schritt ist dann, dass du dir für zwei Wochen einige Rezepte für das ketogene Frühstück

herausuchst, die dir vermutlich schmecken werden – der Rezeptteil winkt dir gerade! Wage es auch, dir ein paar Rezepte vorzunehmen, die dir bisher noch unbekannt sind und auf die du neugierig bist. Dann schreibst du dir alles auf eine Einkaufsliste und beim nächsten Großeinkauf (idealerweise am Tag deiner Frühstück-Ausmist-Aktion) schlägst du zu.

- Der nächste Schritt ist wohl klar: Du legst mit dem ketogenen Frühstück los (oder eben Mittagessen, Abendessen oder Dessert, je nachdem, wie du dich entschieden hast).
- Jetzt lässt du dir Zeit, die verschiedenen Rezepte auszutesten und einige für dich gute ketogenen Frühstücksideen zu sammeln. Sobald du dich in diesem Bereich sicher fühlst, machst du mit dem nächsten Bereich weiter …

Ja, du kannst dir genau so viel Zeit lassen, wie du für die Umstellung benötigst. Der Vorteil dieses Herantastens ist, dass du dich nicht selbst überforderst, langsam neue Gewohnheiten schaffst und somit das Risiko aufzugeben wesentlich geringer ist. Hör einfach auf deinen Körper und achte darauf, was sich für dich stimmig und passend anfühlt – in diese Richtung gehst du weiter.

Was du als Beginner noch wissen solltest ist, dass es vor allem bei einem rasanten Einstieg in die ketogene Ernährung zu der sogenannten „Keto-Grippe“ kommen kann. Du hast dann keine tatsächliche Grippe, sondern leidest unter grippeähnlichen Symptomen wie Kopfschmerzen, Gliederschmerzen, Verdauungsbeschwerden und Müdigkeit. Erklärt werden können diese Symptome mit der Umstellung des Stoffwechsels des Körpers. Die Glykogenspeicher werden entleert, der Wasserhaushalt gerät für einen kurzen Moment aus der Balance, die Leber beginnt Ketonkörper zu produzieren und eventuell neue Lebensmittelkompositionen halten deinen Körper auf Trab. Diese Symptome sollten nach 3-14 Tagen abklingen, aber du kannst das Risiko für solche Symptome deutlich senken, wenn du deinen Übergang von „herkömmlicher Ernährung“ auf Keto-Ernährung schonend gestaltest. Wichtig ist auch, dass du besonders auf die Aufnahme von Fett achtest, damit dein Körper eine zuverlässige Energiequelle hat. Ansonsten kann es zu Schwächeanfällen kommen – achte auch darauf, genügend Wasser und Salze zu dir zu nehmen! Dann hat dein Körper ausreichend Zeit, sich auf die Umstellung vorzubereiten, sich anzupassen und du wirst von den unschönen Symptomen verschont.

# Rezepte

Natürlich dürfen die Rezepte zur Keto-Ernährung nicht fehlen. Ich gehe davon aus, dass du sofort mit der Keto-Ernährung starten möchtest und damit du es so einfach wie möglich hast, erwarten dich hier einige kulinarische Ideen. Die Zutaten findest du höchstwahrscheinlich alle in deinem Lieblings-Supermarkt um die Ecke, so ist es auf jeden Fall geplant. Denn das wichtigste bei einer Ernährungsumstellung ist, dass die neue Ernährungsweise zunächst einmal so unkompliziert und einfach umzusetzen ist, dass du nicht in Stress gerätst. Das Ganze soll Spaß machen und dir zeigen, dass eine gesunde Ernährung mit Freude in den Alltag zu integrieren ist. Genug geredet, jetzt ab in die Küche!

Ach so: Die Nährwertangaben sind nur ungefähre Angaben, weil die Nährwertdichte der Lebensmittel schwanken kann. Wichtig ist, dass du entspannt an die Sache herangehst und dich nicht wegen eines Gramm Fetts oder eines Kohlenhydrats verrückt machst.

Hinweis zu den Rezeptbildern: Die Bilder zu den Rezepten haben wir mit viel Liebe zum Detailselbst gemacht. Das sind also echte Bilder des effektiven Rezeptes.

**Als Dank an unsere Kunden!**

Mit folgendem Link können Sie alle Rezepte als pdf mit Farbbildern herunterladen (nur mit diesem Link):

https://www.frontalis-bookstore.com/keto

SCAN ME

## 20 Rezepte fürs Frühstück

Der optimalen Keto-Start in den Morgen gibt dir jede Menge Energie für den Rest des Tages – und ganz unter uns: Es bleibt lecker! Freu dich also auf viele neue kulinarische Eindrücke, die du ganz fix und unkompliziert in deine morgendliche Routine einbringen kannst.

## 2-Minuten-Hüttenkäse-Müsli

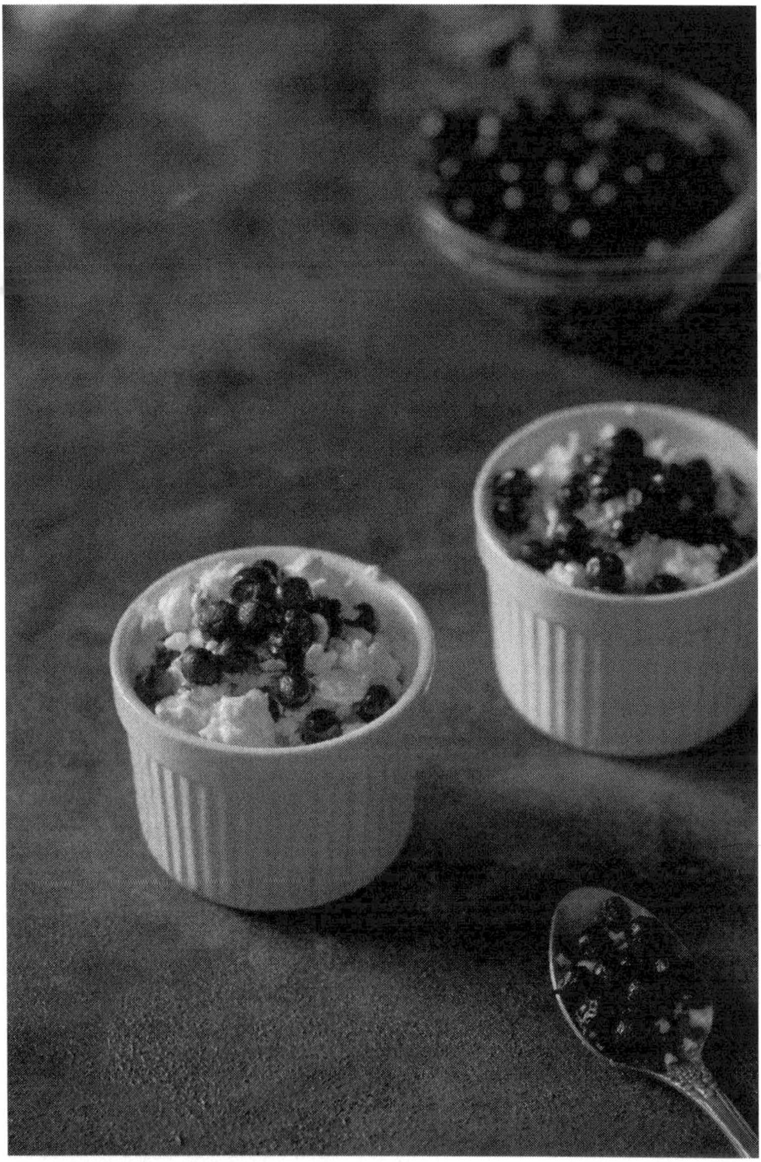

Zubereitungszeit: 2 Minuten

Zutaten für zwei Portionen:

- 200 g Hüttenkäse
- 20 g Heidelbeeren
- Stevia nach Belieben

Und so geht´s:

1. Alle Zutaten miteinander vermengen und genießen. Guten Appetit!

Nährwertangaben: 105 kcal, 12 g Eiweiß, 4 g Fett, 3 g Kohlenhydrate

**Gefüllte Paprika, aber ganz schnell**

Zubereitungszeit: 15 Minuten

Zutaten für zwei Portionen:

- 1 gelbe Paprika
- 200 g Bacon
- 3 Eier
- 1 TL Butter
- 1 EL Petersilie
- Salz und Pfeffer

Und so geht´s:

1. Die Paprika waschen, entkernen und in Ringe schneiden.
2. Den Bacon in kleine Stücke schneiden und mit den Eiern und den Gewürzen vermengen.
3. Die Butter in eine Pfanne geben, die Paprikaringe dazu legen und mit der Bacon-Ei-Masse füllen.

4. Sobald das Ei fest ist, mit gehackter Petersilie garniert servieren.

Nährwertangaben: 410 kcal, 25 g Eiweiß, 30 g Fett, 6 g Kohlenhydrate

---

**Grüner Smoothie mit grünem Tee**

Zubereitungszeit: 5 Minuten

Zutaten für zwei Portionen:

- 200 ml kalter grüner Tee
- ¼ Gurke
- ½ Limette
- ¼ grüne Kiwi
- 1 TL Petersilie

Und so geht´s:

1. Die Gurke und die Petersilie waschen, die Limette und die Kiwi schälen.
2. Anschließend alle Zutaten in einem Hochleistungsmixer zu einem köstlichen Smoothie verarbeiten und genießen.

Nährwertangaben: 17 kcal, 1 g Eiweiß, 1 g Fett, 3 g Kohlenhydrate

---

**Hüttenkäse mit Kaffee, probier´s mal aus!**

Zubereitungszeit: 5 Minuten

Zutaten für zwei Portionen:

- 100 g Hüttenkäse
- ½ TL hochwertiges, ungesüßtes Kakaopulver
- 2 EL kalter Kaffee
- Stevia nach Belieben

Und so geht´s:

1. Einfach alles durchmischen und anschließend genießen!
2. Schmeckt auch gut mit gehackten Nüssen, Zimt, Vanille und Keto-Keks-Krümeln!

Nährwertangaben: 55 kcal, 8 g Eiweiß, 2 g Fett, 2 g Kohlenhydrate

## Grüner Smoothie

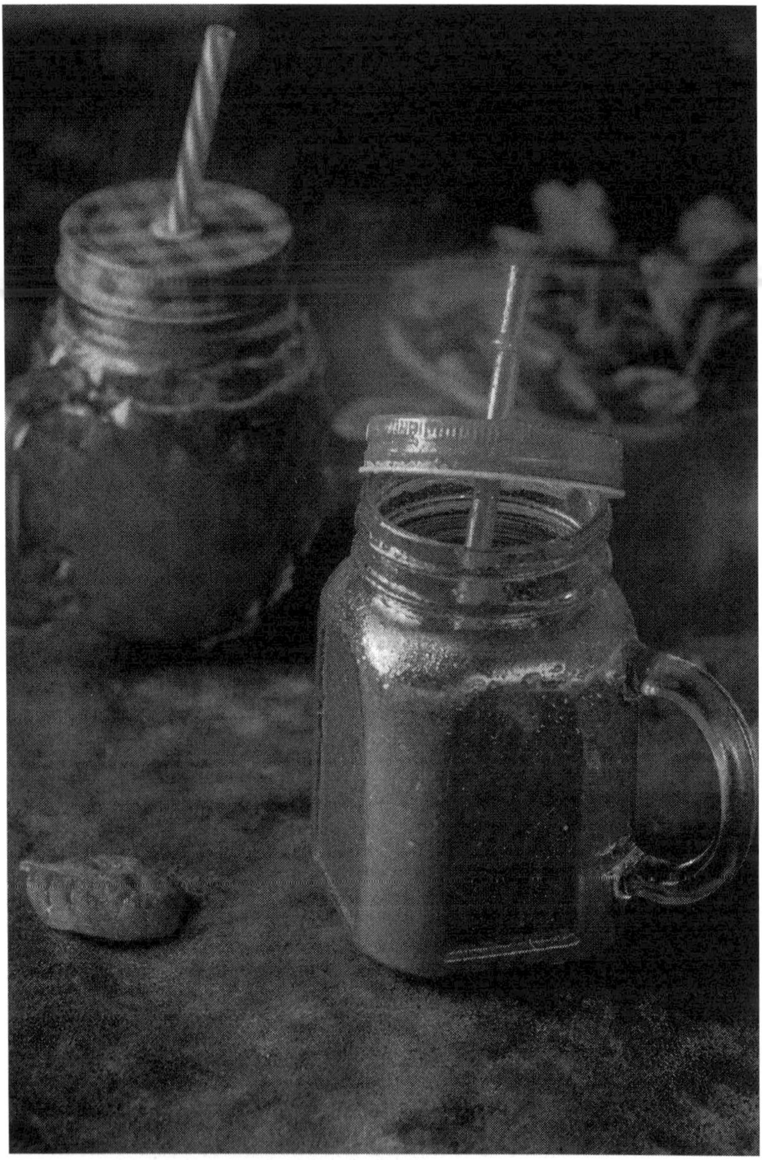

Zubereitungszeit: 5 Minuten

Zutaten für zwei Portionen:

- ½ Avocado
- 2 Handvoll Babyspinat
- 1 TL Chlorella-Pulver
- Eine Prise Vanille
- Ungefähr 200 ml Wasser (oder Kokoswasser?!)

Und so geht´s:

1. Den Spinat waschen und die Avocado entkernen und schälen.
2. Anschließend alle Zutaten in einem Hochleistungsmixer zu einem köstlichen Smoothie verarbeiten und genießen!

Nährwertangaben: 115 kcal, 1 g Eiweiß, 11 g Fett, 1 g Kohlenhydrate

---

**Nuss-Joghurt**

Zubereitungszeit: 5 Minuten

Zutaten für zwei Portionen:

- 150 g griechischer Joghurt
- 1 TL Abrieb einer Orange
- 1 TL gehackte Walnüsse
- 1 TL gehackte Mandeln
- Eine Prise Salz

Und so geht´s:

1. Alle Zutaten miteinander vermengen und genießen.

Nährwertangaben: 150 kcal, 4 g Eiweiß, 11 g Fett, 3 g Kohlenhydrate

---

**Joghurt-Smoothie**

Zubereitungszeit: 5 Minuten

Zutaten für zwei Portionen:

- 150 g griechischer Joghurt
- 200 ml grüner Tee oder Kräutertee
- 2 Handvoll Babyspinat
- Eine Prise Vanille
- Stevia nach Belieben

Und so geht´s:

1. Den Babyspinat waschen und zusammen mit den restlichen Zutaten in einem Hochleistungsmixer zu einem köstlichen Smoothie verarbeiten. Fertig!

Nährwertangaben: 140 kcal, 3 g Eiweiß, 7 g Fett, 3 g Kohlenhydrate

---

**Schoko-Omelette**

Zubereitungszeit: 15 Minuten

Zutaten für zwei Portionen:

- 2 Eier
- 2 EL Milch
- 2 EL Quark
- 1 TL Kokosöl
- 2 EL Kokosmehl
- 1 EL Zartbitterschokoraspeln
- 1 TL hochwertiger, ungesüßter Kakao
- Stevia nach Belieben

Und so geht´s:

1. Alle Zutaten, bis auf das Kokosöl, miteinander vermengen und mit dem Kokosöl portionsweise in einer Pfanne ausbacken – anschließend genießen!

Nährwertangaben: 145 kcal, 12 g Eiweiß, 10 g Fett, 6 g Kohlenhydrate

## Würziges Keto-Brot

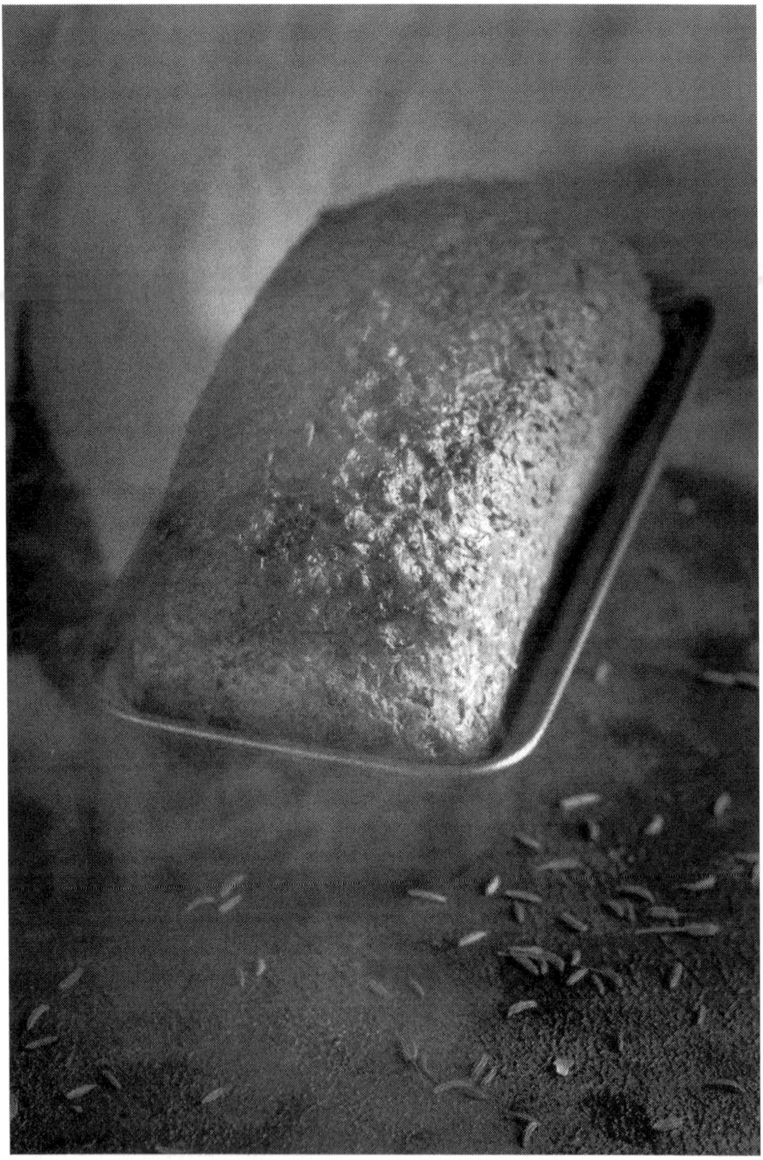

Zubereitungszeit: 1 Stunde und 10 Minuten

Zutaten für zwei Portionen:

- 250 g Frischkäse
- 45 ml Olivenöl
- 45 ml Sahne
- 30 g Butter
- 4 Eier
- 90 g Molkeproteinpulver
- 3 EL Flohsamenschalen
- 1 TL Backsoda
- ½ TL Salz
- ½ TL Curry
- ½ TL Kurkuma
- ½ TL Paprikapulver
- ½ TL Kreuzkümmel

Und so geht´s:

1. Zunächst einmal den Backofen auf 180° C Umluft vorheizen.
2. Anschließend vermengst du alle Zutaten zu einem sämigen Teig und füllst diesen in eine Kastenform. Die Kastenform kannst du mit Backpapier auslegen oder mit Butter und Low-Carb-Krümeln auskleiden, damit das Brot nicht an der Kastenform klebt.
3. Nach 50 Minuten sollte das Brot fertig sein. Prüfe mit einem Holzspieß, ob beim Einstechen des Brotes noch Teig kleben bleibt – wenn nicht, ist das Brot fertig.

4. Das Brot kannst du wunderbar mit getrockneten Tomaten, Oliven, Knoblauch und Parmesan verfeinern!

Nährwertangaben: 210 kcal, 13 g Eiweiß, 15 g Fett, 2 g Kohlenhydrate

---

**Cheddar-Pfannkuchen**
Zubereitungszeit: 10 Minuten

Zutaten für zwei Portionen:

- 80 g Frischkäse
- 3 Eier
- 30 g Cheddar
- 1 EL Kokosöl
- 1 EL Kokosmehl
- 1 TL Flohsamenschalen
- 1 TL Backpulver
- Eine Prise Paprikapulver
- Salz und Pfeffer

Und so geht´s:

1. Alle Zutaten, bis auf das Kokosöl, zu einem homogenen Teig vermengen und portionsweise mit dem Kokosöl in einer Pfanne ausbacken. Fertig!

Nährwertangaben: 360 kcal, 21 g Eiweiß, 26 g Fett, 3 g Kohlenhydrate

---

**Schoko, Schoko, Schoko**
Zubereitungszeit: 5 Minuten

Zutaten für zwei Portionen:

- 300 ml Milch
- 2 EL Frischkäse
- 2 EL Proteinpulver Schoko
- 1 EL hochwertiges, ungesüßtes Kakaopulver
- Eine Prise Salz
- Stevia nach Belieben

Und so geht´s:

1. Genau, einfach alles in einen Mixer geben, mixen, genießen.

Nährwertangaben: 100 kcal, 8 g Eiweiß, 3 g Fett, 8 g Kohlenhydrate

---

**Schnelle Frühstücksrollen**

Zubereitungszeit: 5 Minuten

Zutaten für zwei Portionen:

- 4 Scheiben Gouda
- 4 Scheiben Geflügelschinken
- 2 EL Frischkäse
- 1 TL Petersilie
- 1 TL Schnittlauch
- Salz und Pfeffer

Und so geht´s:

1. Den Frischkäse mit den gehackten Kräutern und den Gewürzen vermengen.
2. Den Gouda mit dem Schinken belegen, mit Frischkäse bestreichen und aufrollen – fertig.

Nährwertangaben: 230 kcal, 20 g Eiweiß, 16 g Fett, 1 g Kohlenhydrate

## Wolkenbrötchen Deluxe

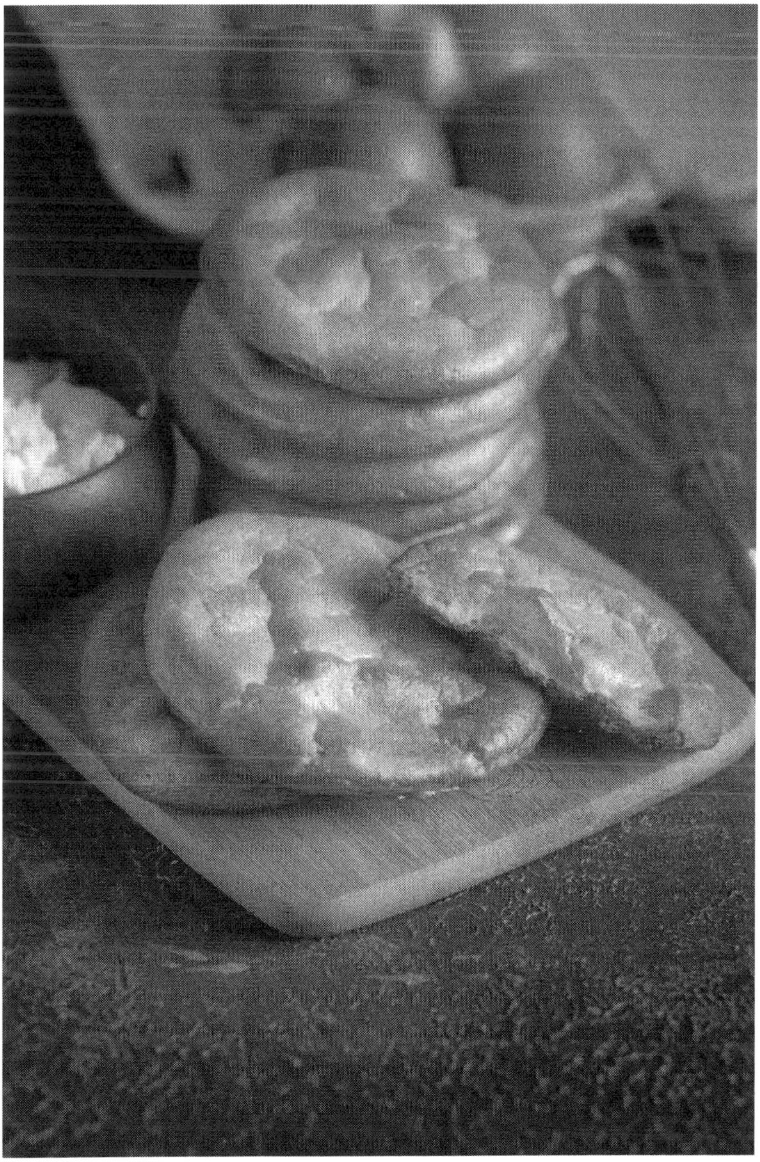

Zubereitungszeit: 20 Minuten

Zutaten für zwei Portionen:

- 2 Eier
- 4 EL Quark
- 4 Tropfen Stevia

Und so geht´s:

1. Den Backofen zunächst auf 180° C Ober-/Unterhitze vorheizen.
2. Eiweiß und Eigelb trennen, das Eiweiß steif schlagen.
3. Das Eigelb mit dem Quark und dem Stevia vermengen und den Eischnee vorsichtig unterheben.
4. Den Teig portionsweise auf einem mit Backpapier ausgelegten Backblech verteilen und für 5-10 Minuten in den Backofen geben.

Nährwertangaben: 115 kcal, 14 g Eiweiß, 5 g Fett, 2 g Kohlenhydrate

---

**Papaya-Joghurt**

Zubereitungszeit: 2 Minuten

Zutaten für zwei Portionen:

- 150 g griechischer Joghurt
- 50 g Papaya
- 1 TL Zitronenmelisse
- 1 TL Limettensaft
- Eine Prise Vanille

Und so geht´s:

1. Die Papaya schälen und entkernen.
2. Die Zitronenmelisse fein hacken.
3. Anschließend alle Zutaten vermengen ... und genießen!

Nährwertangaben: 90 kcal, 2 g Eiweiß, 7 g Fett, 3 g Kohlenhydrate

---

**Gebackene Avocado – das Frühstück, das sich von selbst macht**
Zubereitungszeit: 30 Minuten

Zutaten für zwei Portionen:

- 2 Avocados
- 4 Eier
- 1 EL Petersilie
- Salz und Pfeffer

Und so geht´s:

1. Erst den Backofen auf 180° C vorheizen.
2. Die Avocado halbieren und ein wenig aushöhlen, sodass je ein Ei in der Mulde Platz hat.
3. Die Eier in die Mulden schlagen, das Ganze würzen und für 20 Minuten in den Backofen geben.
4. Anschließend mit gehackter Petersilie garniert servieren.

Nährwertangaben: 500 kcal, 10 g Eiweiß, 50 g Fett, 1 g Kohlenhydrate

---

**Rührei mit Lachs**

Zubereitungszeit: 10 Minuten

Zutaten für zwei Portionen:

- 100 g Räucherlachs
- 2 Eier
- 2 EL Frischkäse
- 1 TL Butter
- 1 EL Sahne-Meerrettich
- 1 EL Dill
- Eine Prise Pfeffer

Und so geht´s:

1. Die Eier mit dem gehackten Dill und dem Pfeffer verquirlen und mit der Butter in einer Pfanne stocken lassen.
2. Den Räucherlachs in mundgerechte Stücke verarbeiten und ebenfalls in die Pfanne geben
3. Anschließend zu Rührei verarbeiten.
4. Den Sahne-Meerrettich mit dem Frischkäse vermengen und zum Rührei servieren.
5. Das Rührei schmeckt auch wunderbar mit frischen oder getrockneten Tomaten verfeinert!

Nährwertangaben: 200 kcal, 15 g Eiweiß, 15 g Fett, 1 g Kohlenhydrate

**Super einfache, unglaublich köstliche, einzigartige Frühstücks-Pancakes**

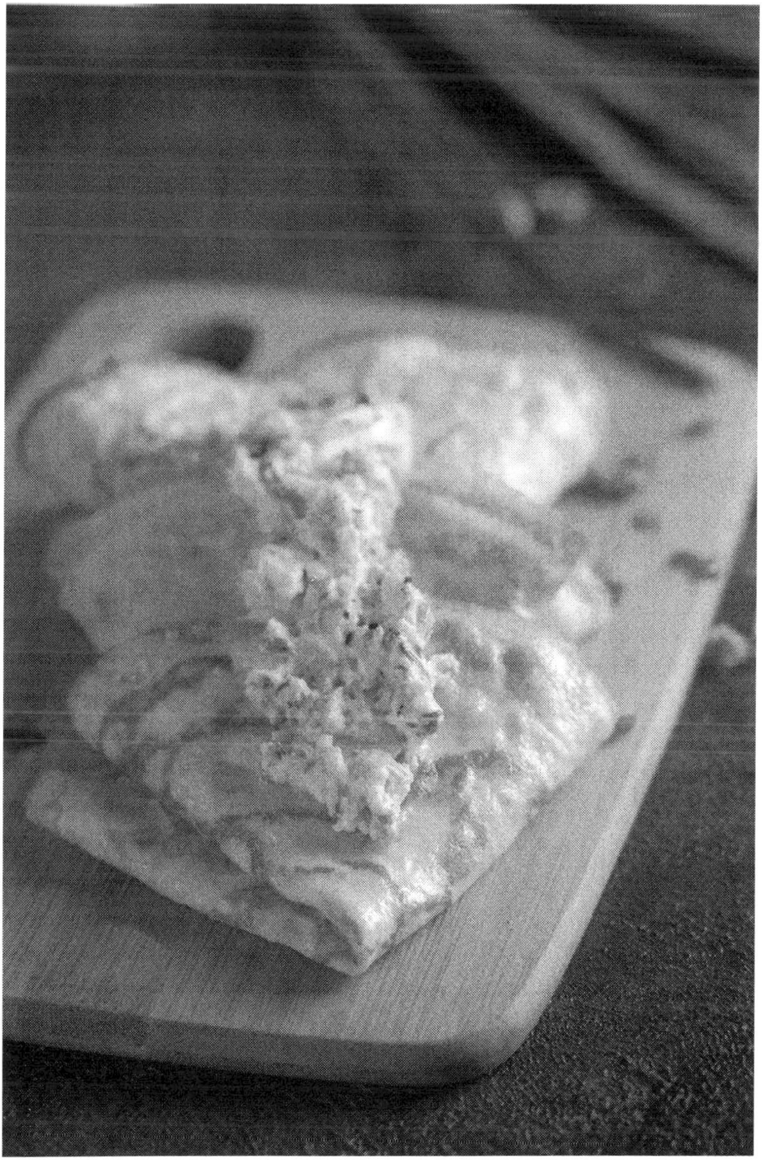

Zubereitungszeit: 15 Minuten

Zutaten für zwei Personen:

- 3 Eier
- 90 g Frischkäse
- 1 EL Schnittlauch
- Salz und Pfeffer

Und so geht´s:

1. Die Eier, 80 g Frischkäse und eine Prise Salz zu einem homogenen Teig vermengen.
2. Den Teig portionsweise braten – klappt natürlich auch mit ein wenig Butter!
3. Anschließend den restlichen Frischkäse mit den Gewürzen und gehacktem Schnittlauch vermengen und zusammen mit den fertigen Pancakes servieren.

Nährwertangaben: 250 kcal, 17 g Eiweiß, 16 g Fett, 2 g Kohlenhydrate

---

**Scharfer Quark mit Mango**

Zubereitungszeit: 5 Minuten

Zutaten für zwei Portionen:

- 100 g Quark
- 50 g Mango
- 1 EL Limettensaft
- Eine Prise Ingwer
- Eine Prise Chili
- Eine Prise Paprikapulver

- Eine Prise Salz

Und so geht´s:

1. Die Mango schälen, entkernen und hacken.
2. Anschließend alle Zutaten vermengen und genießen.

Nährwertangaben: 115 kcal, 7 g Eiweiß, 1 g Fett, 5 g Kohlenhydrate

**Moringa-Mandel-Milch**

Zubereitungszeit: 5 Minuten

Zutaten für zwei Portionen:

- 2 EL über Nacht eingeweichte Mandeln und 300 ml Wasser (oder fertige, hochwertige Mandelmilch)
- 1 TL Moringa-Pulver
- Eine Prise Salz
- Eine Prise Vanille
- 1 EL Xylit

Und so geht´s:

1. Alle Zutaten in einen Mixer geben und durch ein Nusstuch oder ein feines Sieb abseihen. Falls du fertige Mandelmilch nutzt, kannst du das Abseihen natürlich weglassen ...
2. Warm schmeckt die Moringa-Mandel-Milch übrigens super und dazu vielleicht den ein oder anderen Keto-Keks...

Nährwertangaben: 40 kcal, 2 g Eiweiß, 5 g Fett, 1 g Kohlenhydrate

**Omelette mit Lachs und Kräuter-Frischkäse**

Zubereitungszeit: 15 Minuten

Zutaten für zwei Portionen:

- 2 Eier
- 2 EL Frischkäse
- 30 g Räucherlachs
- 1 EL Schnittlauch
- 1 EL Dill
- 1 EL Petersilie
- 1 EL Kokosöl
- 1 TL Wasser
- Salz und Pfeffer

Und so geht´s:

1. Das Wasser mit den Eiern und den Gewürzen vermengen und mit dem Kokosöl in einer Pfanne stocken lassen.
2. In der Zwischenzeit den Lachs in mundgerechte Stücke schneiden und eine Hälfte des Omelettes damit belegen.
3. Die Kräuter waschen, abtrocknen und fein hacken.
4. Den Frischkäse mit den Kräutern vermengen, würzen und zu dem Omelette servieren.

Den Frischkäse kannst du natürlich auch mit Knoblauch abschmecken und/oder das Omelette mit gedünsteten Zwiebeln verfeinern.

Nährwertangaben: 170 kcal, 10 g Eiweiß, 13 g Fett, 1 g Kohlenhydrate

## 20 Rezepte fürs Mittagessen

Auch am Mittag solltest du schlemmen wie Gott in Frankreich. Unsere Rezepte sind zwar nicht französisch, dafür aber international angehaucht. Du findest also bestimmt das passende für dein Keto-Abenteuer hier!

## Orientalische Frikadellen

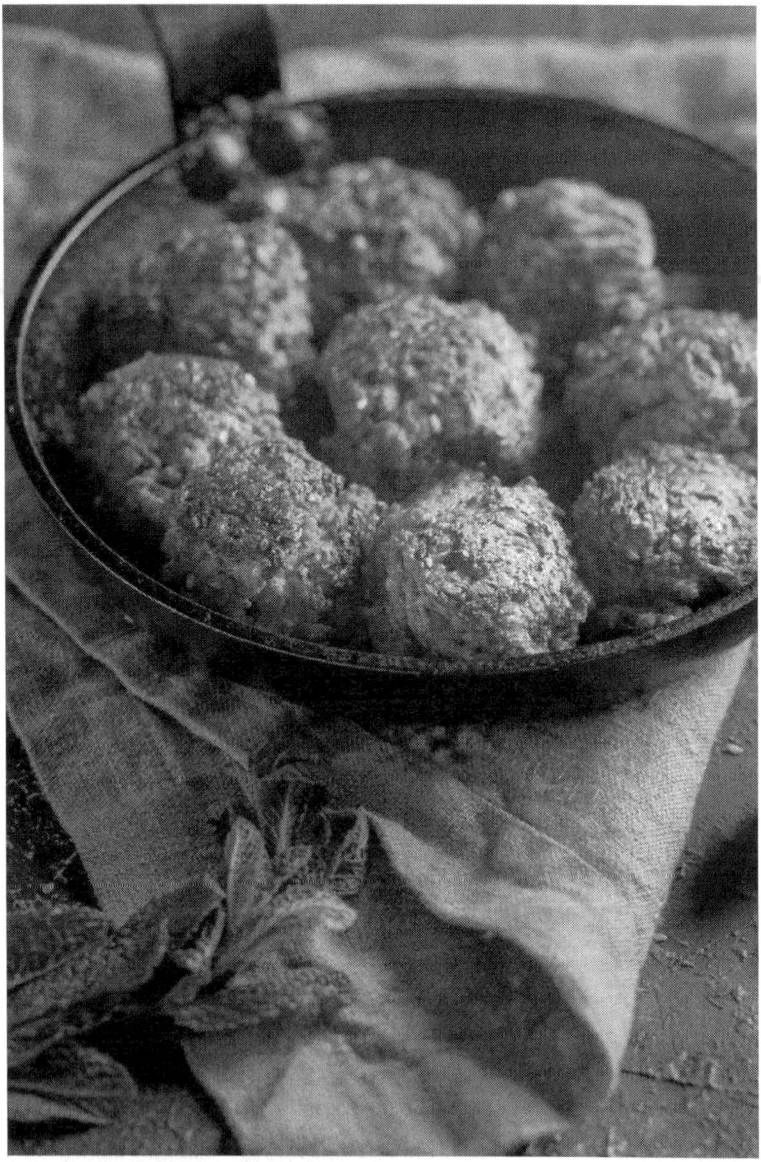

Zubereitungszeit: 30 Minuten

Zutaten für zwei Portionen:

- 400 g Rinderhackfleisch
- 1 Ei
- 1 EL Joghurt
- 1 EL Sesamöl
- 1 EL Sesam
- 1 EL Minze
- 1 TL Curry
- Salz und Pfeffer

Und so geht´s:

1. Alle Zutaten bis auf das Sesamöl vermengen und aus der Masse kleine Bälle formen.
2. Die Bälle in dem Sesamöl scharf anbraten. Guten Appetit!

Nährwertangaben: 350 kcal, 35 g Eiweiß, 17 g Fett, 1 g Kohlenhydrate

---

**Hackfleisch-Auflauf**

Zubereitungszeit: 50 Minuten

Zutaten für zwei Portionen:

- 250 g Rinderhackfleisch
- 2 Tomaten
- 1 Zucchini
- 1 Aubergine

- 1 Zwiebel
- 100 g Mozzarella
- 100 g Gouda
- 1 EL Olivenöl
- 1 EL Basilikum
- 1 EL Petersilie
- 1 EL Oregano
- Salz und Pfeffer

Und so geht´s:

1. Den Backofen auf 180° C vorheizen.
2. Das Hackfleisch mit dem Olivenöl in einer Pfanne scharf anbraten, gehackte Tomaten, Kräuter und Gewürze dazugeben, kurz köcheln lassen.
3. Die Aubergine und die Zucchini waschen, in Scheiben schneiden und abwechselnd mit dem Hackfleisch in einer Auflaufform schichten.
4. Das Ganze mit dem Käse bestreuen und für 20-30 Minuten in den Backofen geben.

Nährwertangaben: 550 kcal, 50 g Eiweiß, 35 g Fett, 11 g Kohlenhydrate

---

**Kiche (Keto-Quiche)**

Zubereitungszeit: 1 Stunde und 30 Minuten

Zutaten für zwei Portionen:

- 400 g Ricotta
- 4 Eier
- 50 g Parmesan
- 4 Frühlingszwiebeln
- 1 Knoblauchzehe
- 100 g Blumenkohl
- 1 EL Petersilie
- 1 EL Basilikum
- 35 g Leinsamenmehl
- 30 g Mandelmehl
- 10 g Kokosmehl
- 5 g Chiasamen
- 1 EL Flohsamenschalen
- 80 ml Wasser
- Eine Prise Salz

Und so geht´s:

- Das Leinsamenmehl, das Mendelmehl, das Kokosmehl, die Chiasamen, die Flohsamenschalen, das Wasser und das Salz zu einem homogenen Teig vermengen und in Frischhaltefolie eingewickelt 30 Minuten lang in den Kühlschrank geben.
- Jetzt den Backofen auf 190° C Umluft vorheizen.
- Den Teig auf Backpapier ausrollen und in eine gefettete Quiche-Form geben.
- Jetzt den Blumenkohl fein reiben, den Knoblauch schälen und hacken, die Zwiebel schälen und in Ringe schneiden.

- Die Blumenkohlraspeln mit den Kräutern, den Gewürzen, dem Ricotta und den Eiern vermengen, den Knoblauch und die Zwiebeln unterheben.
- Das Ganze in die Form füllen und für 30 Minuten in den Backofen geben. Fertig.

Nährwertangaben: 200 kcal, 3 g Eiweiß, 3 g Fett, 3 g Kohlenhydrate

---

**Hackbällchen mit Käse**

Zubereitungszeit: 30 Minuten

Zutaten für zwei Portionen:

- 250 g Hackfleisch
- 1 Ei
- 50 g Parmesan
- 50 g Cheddar
- 50 g Feta
- 1 TL Senf
- 1 TL Olivenöl
- Eine Prise Paprikapulver
- Eine Prise Chili
- Salz und Pfeffer

Und so geht´s:

1. Alle Zutaten bis auf das Öl miteinander vermengen und kleine Bälle aus der Masse formen.
2. Die Frikadellen mit dem Olivenöl in einer Pfanne braten und zum Beispiel zu einem großen grünen Salat genießen.

Nährwertangaben: 500 kcal, 50 g Eiweiß, 32 g Fett, 2 g Kohlenhydrate

## Scharfe Hähnchenschenkel

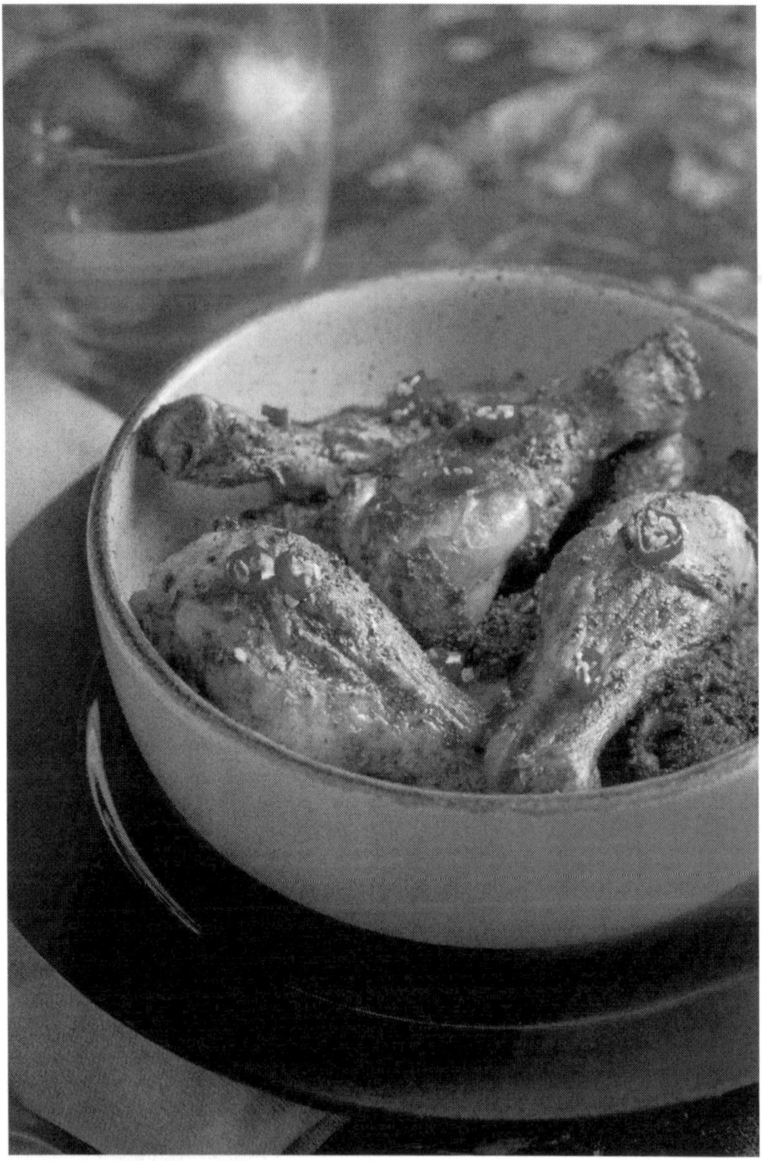

Zubereitungszeit: 1 Stunde

Zutaten für zwei Portionen:

- 6 Hähnchenschenkel
- 1 Knoblauchzehe
- 1 EL Olivenöl
- ½ TL Curry
- ½ TL Kümmel
- ½ TL Paprikapulver
- ¼ TL Koriander
- ¼ TL Kardamom
- ¼ TL Chili
- Salz und Pfeffer

Und so geht´s:

1. Den Backofen zunächst auf 180° C vorheizen.
2. Das Öl mit den Gewürzen und dem gepressten Knoblauch vermengen und die Hähnchenschenkel damit einreiben.
3. Die Hähnchenschenkel mit der Marinade in einer Auflaufform für 50 Minuten in den Backofen geben. Fertig.
4. Dazu passt ein einfacher, grüner Salat sehr gut.

Nährwertangaben: 430 kcal, 41 g Eiweiß, 27 g Fett, 1 g Kohlenhydrate

---

**Putenbrustfilet auf Sauerkrautsalat**

Zubereitungszeit: 30 Minuten

Zutaten für zwei Portionen:

- 2 Putenbrustfilets
- 200 g vorgekochtes Sauerkraut
- 2 EL Joghurt
- 1 TL Senf
- 1 TL Olivenöl
- Paprikapulver
- Salz und Pfeffer

Und so geht´s:

1. Das Fleisch waschen, abtupfen, von beiden Seiten würzen und mit dem Olivenöl in einer Pfanne scharf anbraten.
2. Das Sauerkraut mit den restlichen Zutaten vermengen und zu dem Fleisch servieren.

Nährwertangaben: 200 kcal, 27 g Eiweiß, 8 g Fett, 3 g Kohlenhydrate

**Indische Hackbällchen**

Zubereitungszeit: 25 Minuten

- Zutaten für zwei Portionen:
- 150 g Rinderhackfleisch
- 1 Ei
- 4 EL Joghurt
- 150 g Brühe
- 2 TL Ghee
- 1 Zwiebel
- 1 Knoblauchzehe
- 2 EL Limettensaft

- ½ TL Curry
- ½ TL Kümmel
- 1 EL Koriander
- Eine Prise Zimt
- Salz und Pfeffer

Und so geht´s:

1. Zunächst das Hackfleisch mit dem Ei, Koriander, Salz und Pfeffer vermengen und mit einem Teelöffel Ghee in einer Pfanne braten.
2. Jetzt die Zwiebel und den Knoblauch schälen, fein würfeln und mit den Gewürzen und dem restlichen Ghee in einem Topf anschwitzen.
3. Die Hackbällchen und die Brühe hinzugeben und ein wenig reduzieren lassen.
4. Anschließend den Joghurt und den Limettensaft einrühren und genießen.

Nährwertangaben: 225 kcal, 22 g Eiweiß, 10 g Fett, 9 g Kohlenhydrate

---

**Ketonese (Keto-Bolognese)**

Zubereitungszeit: 1 Stunde

Zutaten für zwei Portionen:

- 250 g Rinderhackfleisch
- 1 Zwiebel
- 1 Knoblauchzehe

- 250 g gehackte Tomaten
- ½ Gurke
- 250 ml Gemüsebrühe
- 1 EL Olivenöl
- 1 TL Paprikamark
- Oregano, Thymian und Petersilie nach Belieben
- Salz und Pfeffer

Und so geht´s:

1. Das Hackfleisch mit dem Olivenöl in einer Pfanne scharf anbraten.
2. Die Zwiebel und den Knoblauch schälen, fein hacken und ebenfalls in die Pfanne geben.
3. Das Paprikamark und die Gewürze untermengen.
4. Das Ganze mit Brühe ablöschen und die gehackten Tomaten und die Kräuter unterrühren.
5. Die Sauce eindicken lassen.
6. In der Zwischenzeit die Gurke waschen und mit einem Spiralschneider in feine Nudeln verwandeln.
7. Die Gurkennudeln mit der Sauce garniert servieren.

Nährwertangaben: 300 kcal, 30 g Eiweiß, 13 g Fett, 13 g Kohlenhydrate

## Rindersteak auf Radieschen-Salat

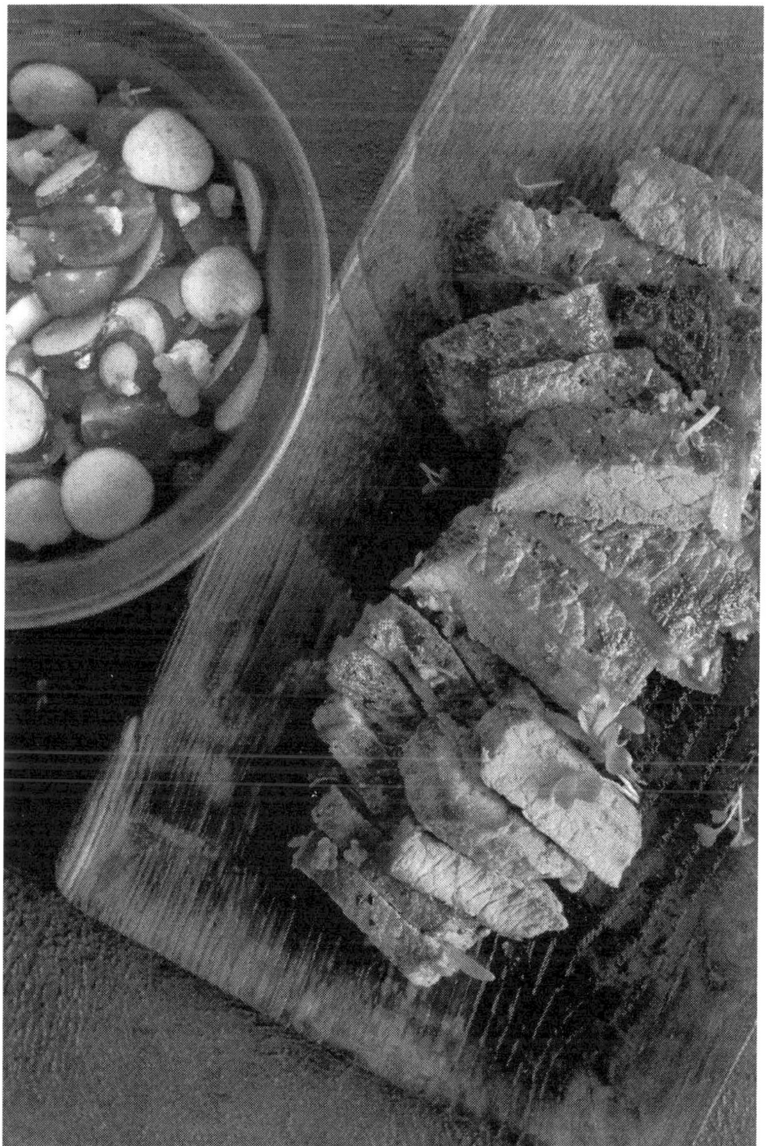

Zubereitungszeit: 25 Minuten

Zutaten für zwei Portionen:

- 2 Rindersteaks
- 1 TL Butter
- 1 Bund Radieschen
- 2 Tomaten
- 1 EL Limettensaft
- 1 TL Honig
- 2 El gehackte Walnüsse
- Salz und Pfeffer

Und so geht´s:

1. Das Fleisch waschen, abtupfen, von beiden Seiten würzen und mit der Butter in einer Pfanne scharf anbraten.
2. Die Tomaten und die Radieschen waschen und in Scheiben schneiden.
3. Die restlichen Zutaten zu einem Dressing vermengen und mit den Radieschen- und Tomatenscheiben vermengen und zusammen mit dem Fleisch servieren.

Nährwertangaben: 600 kcal, 60 g Eiweiß, 32 g Fett, 9 g Kohlenhydrate

**Schnelle Gemüsepfanne**

Zubereitungszeit: 25 Minuten

Zutaten für zwei Portionen:

- 100 g Brokkoli
- 100 g Zucchini
- 100 g Blumenkohl
- 150 ml Gemüsebrühe
- 1 EL Olivenöl
- Eine Prise Curry
- Salz und Pfeffer

Und so geht´s:

1. Das Gemüse waschen, abtupfen in Röschen teilen/in Scheiben schneiden, mit dem Olivenöl in einer Pfanne scharf anbraten.
2. Das Ganze würzen, mit der Gemüsebrühe ablöschen und köcheln lassen.
3. Anschließend genießen – eventuell zu einem grünen Salat, auf Knoblauch-Keto-Brot oder mit Käse garniert?

Nährwertangaben: 100 kcal, 3 g Eiweiß, 7 g Fett, 3 g Kohlenhydrate

---

**Lust-auf-Shrimps-Pfanne**

Zubereitungszeit: 30 Minuten

Zutaten für zwei Portionen:

- 200 g Shrimps
- 1 mittelgroße Zucchini
- 1 Knoblauchzehe

- 100 ml Weißwein
- 100 ml Brühe
- 2 EL Frischkäse
- 2 EL Zitronensaft
- 1 EL Olivenöl
- Salz und Pfeffer

Und so geht´s:

1. Den Knoblauch schälen und fein hacken.
2. Die Shrimps mit dem Knoblauch im Olivenöl anbraten.
3. Die Zucchini waschen, in feine Streifen schneiden und ebenfalls zu den Shrimps geben.
4. Alles gut durchmengen und mit dem Weißwein ablöschen.
5. Den Weißwein verkochen lassen, anschließend die restlichen Zutaten untermengen, kurz eindicken lassen und anschließend genießen!

Nährwertangaben: 250 kcal, 23 g Eiweiß, 11 g Fett, 3 g Kohlenhydrate

---

**Würziger Hühncheneintopf**

Zubereitungszeit: 30 Minuten

Zutaten für zwei Portionen:

- 200 g Hähnchenfilet
- 200 g Blattspinat
- 2 Tomaten
- 1 Zwiebel
- 1 Knoblauchzehe

- 200 ml Kokosmilch
- 1 EL Ghee
- 1 TL Garam Masala oder Gewürze nach Belieben
- Salz und Pfeffer

Und so geht´s:

1. Das Fleisch waschen, abtupfen, in mundgerechte Stücke schneiden und mit dem Ghee in einem Topf scharf anbraten.
2. Die Zwiebel und den Knoblauch schälen, hacken und in die Pfanne geben.
3. Jetzt die Tomaten und den Spinat waschen, die Tomaten hacken und beides in die Pfanne geben.
4. Alles würzen und mit der Kokosmilch ablöschen, kurz einkochen lassen und genießen.

Nährwertangaben: 415 kcal, 25 g Eiweiß, 27 g Fett, 14 g Kohlenhydrate

## Keto-Pizza

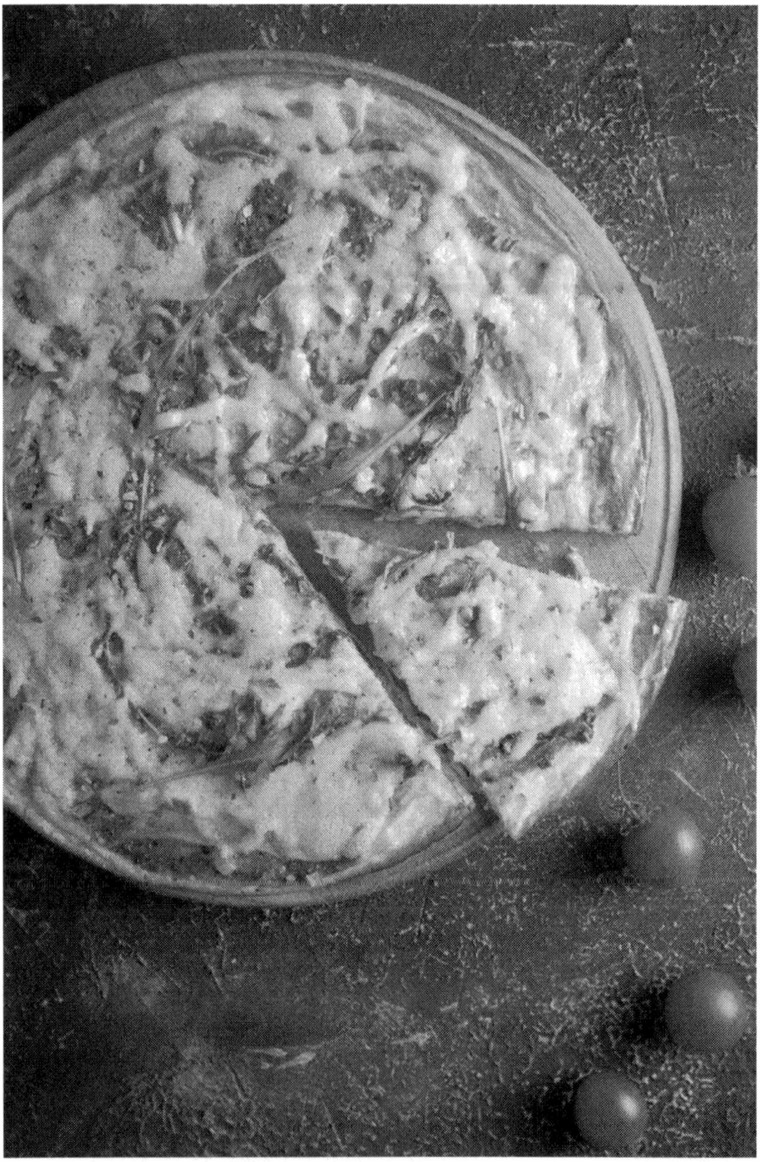

Zubereitungszeit: 45 Minuten

Zutaten für zwei Portionen:

- 180 g Quark
- 180 g Edamer
- 3 Eier
- 60 ml passierte Tomaten
- Eine Handvoll Rucola
- 2 Frühlingszwiebeln
- 1 EL Oregano
- Salz und Pfeffer

Und so geht´s:

1. Zunächst den Backofen auf 180° C vorheizen.
2. Den Quark mit den Eiern und 100 g Edamer vermengen und auf einem mit Backpapier ausgelegtem Backblech verstreichen.
3. Das Ganze für 10 Minuten in den Ofen geben.
4. In der Zwischenzeit das Gemüse waschen, die Frühlingszwiebeln hacken, den Rucola in mundgerechte Stücke zupfen.
5. Die passierten Tomaten würzen und zusammen mit den Frühlingszwiebeln, dem Rucola und dem restlichen Edamer auf der Pizza verteilen.
6. Die Pizza für weitere 10 Minuten in den Ofen geben und anschließend genießen!

Nährwertangaben: 500 kcal, 45 g Eiweiß, 35 g Fett, 7 g Kohlenhydrate

**Rindersteak auf Paprika**

Zubereitungszeit: 20 Minuten

Zutaten für zwei Portionen:

- 2 Rindersteaks
- 1 gelbe Paprika
- 1 rote Paprika
- 1 TL Kräuterbutter
- 1 TL Zitronensaft
- 1 TL gemischte Kräuter
- Salz und Pfeffer

Und so geht´s:

1. Das Fleisch waschen, abtupfen und mit der Butter in einer Pfanne scharf anbraten.
2. In der Zwischenzeit die Paprika waschen, entkernen, würfeln und mit den restlichen Zutaten vermengen.
3. Anschließend auf zwei Tellern verteilen und jeweils einen Steak darauf platzieren. Fertig!

Nährwertangaben: 500 kcal, 55 g Eiweiß, 26 g Fett, 10 g Kohlenhydrate

---

**Grün gefüllte Hähnchenbrust**

Zubereitungszeit: 1 Stunde

Zutaten für zwei Portionen:

- 2 Hähnchenbrustfilets
- 100 g Mozzarella
- 100 g Babyspinat
- 2 getrocknete Tomaten
- 1 EL Basilikum
- 1 EL Olivenöl
- Salz und Pfeffer

Und so geht´s:

1. Zunächst den Backofen auf 180° C vorheizen.
2. Das Fleisch waschen, abtupfen und längs einschneiden, sodass eine Tasche entsteht.
3. Die Tomaten, den Basilikum, den Mozzarella und den Spinat hacken, mit Olivenöl und Gewürzen vermengen und das Fleisch damit befüllen.
4. Eventuell mit einem Holzspieß verschließen.
5. Das befüllte Fleisch in einer Auflaufform für 40 Minuten in den Backofen geben.

Nährwertangaben: 490 kcal, 60 g Eiweiß, 25 g Fett, 3 g Kohlenhydrate

---

**Pute auf Gurke mit Käsesauce**

Zubereitungszeit: 20 Minuten

Zutaten für zwei Portionen:

- ½ Gurke

- 150 g Putenbrustfilet
- 1 TL Butter
- 1 EL Blauschimmelkäse
- 1 EL Frischkäse
- 1 EL Petersilie
- Salz und Pfeffer

Und so geht´s:

1. Das Fleisch waschen, abtupfen, in mundgerechte Stücke schneiden und mit der Butter in einer Pfanne anbraten.
2. Den Blauschimmelkäse mit dem Frischkäse, der gehackten Petersilie und den Gewürzen vermengen, anschließend unter das Fleisch geben
3. Die Gurke waschen und mit einem Spiralschneider in feine Nudeln schneiden.
4. Die Gurkennudeln auf zwei Tellern verteilen und mit dem Fleisch und der Sauce garniert servieren.

Nährwertangaben: 255 kcal, 20 g Eiweiß, 5 g Fett, 1 g Kohlenhydrate

## Zander auf Blumenkohl

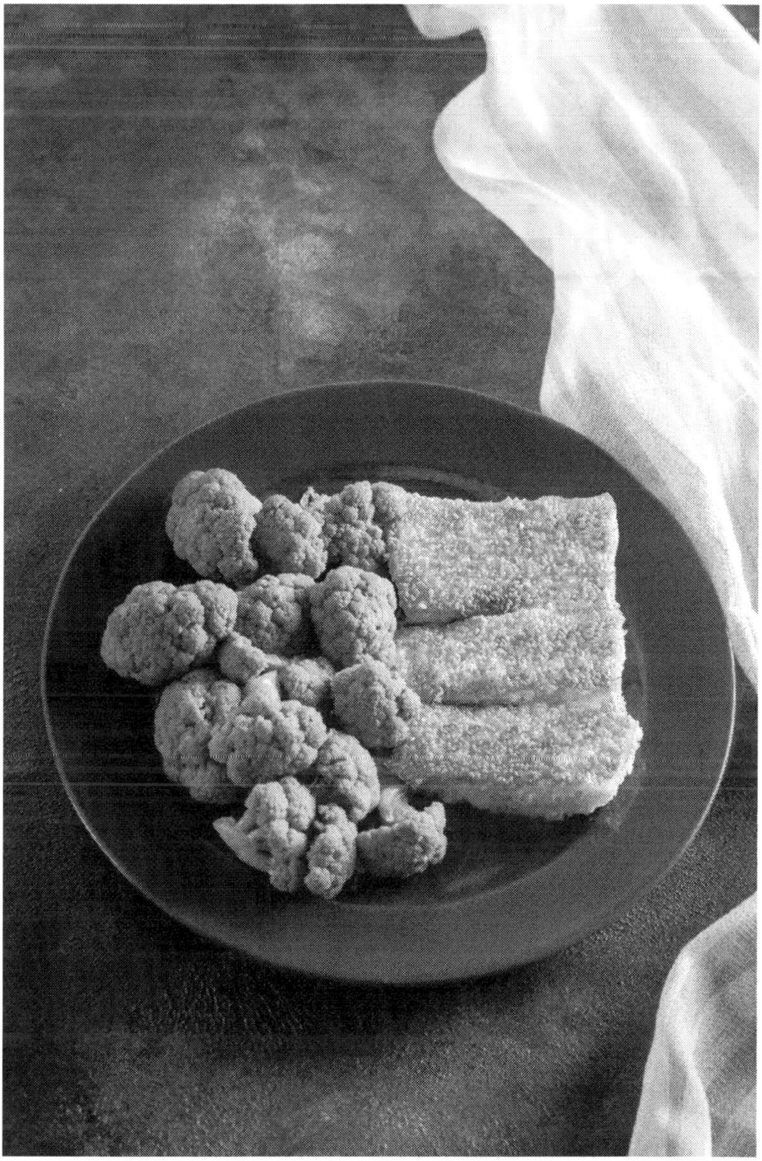

Zubereitungszeit: 15 Minuten

Zutaten für zwei Portionen:

- 200 g Blumenkohl
- 150 g Zanderfilet ohne Haut
- 1 Knoblauchzehe
- 1 EL Zitronensaft
- 1 EL Sesam
- 1 EL Sesamöl
- Salz und Pfeffer

Und so geht´s:

1. Den Blumenkohl säubern, in Scheiben schneiden und im Wasserbad garen.
2. Den Knoblauch schälen, fein hacken und den Fisch damit einreiben.
3. Den Fisch nun zusätzlich würzen, mit Zitronensaft beträufeln und anschließend im Sesam wälzen.
4. Nun im Sesamöl scharf anbraten und zusammen mit dem Blumenkohl servieren.

Nährwertangaben: 385 kcal, 20g Eiweiß, 5g Fett, 4g Kohlenhydrate

**Blumenkohlpfanne mit Schinken**
Zubereitungszeit: 20 Minuten

Zutaten für zwei Portionen:

- 1 Brokkoli
- 100 g Bacon
- 100 g Gemüsebrühe
- 1 TL Olivenöl
- Salz und Pfeffer
- Eventuell Gouda oder Parmesan

Und so geht´s:

1. Den Brokkoli säubern, in Röschen teilen und mit dem gewürfeltem Bacon und dem Olivenöl in einer Pfanne anbraten.
2. Die Brühe hinzugeben, Deckel darauf und den Brokkoli gar werden lassen.
3. Das Ganze nach Belieben mit Käse verfeinern und genießen.

Nährwertangaben: 240 kcal, 15 g Eiweiß, 17 g Fett, 5 g Kohlenhydrate

---

**Keto-Gulasch**
Zubereitungszeit: 45 Minuten

Zutaten für zwei Portionen:

- 150 g Putenbrustfilet
- 2 EL Schmand
- 1 Zwiebel

- 1 Knoblauchzehe
- 200 ml Gemüsebrühe
- 2 EL Apfelessig
- 1 TL Olivenöl
- ½ TL Tomatenmark
- Eine Prise Paprikapulver mild
- Eine Prise Paprikapulver scharf
- Eine Prise Kümmel
- Salz und Pfeffer

Und so geht´s:

1. Zunächst das Fleisch waschen, abtupfen und in mundgerechte Stücke schneiden.
2. Die Zwiebel und den Knoblauch schälen, fein hacken und zusammen mit dem Fleisch und dem Olivenöl in einem Topf scharf anbraten.
3. Das Tomatenmark und die Gewürze hinzugeben und kräftig durchmischen.
4. Anschließend den Apfelessig und die Gemüsebrühe hinzugeben und mindestens 20 Minuten köcheln lassen.
5. Nun mit Schmand garniert servieren.

Nährwertangaben: 215 kcal, 20 g Eiweiß, 10 g Fett, 8 g Kohlenhydrate

---

**Ofenkäse auf Tomatensalat**
Zubereitungszeit: 15 Minuten

Zutaten für zwei Portionen:

- 2 kleine Camembert

- 4 Tomaten
- 1 Frühlingszwiebel
- 1 EL Schnittlauch
- 1 EL Zitronensaft
- Salz und Pfeffer

Und so geht´s:

1. Zunächst den Backofen auf 180° C vorheizen.
2. In der Zwischenzeit die Tomaten waschen, achteln und mit dem Zitronensaft, dem gehackten Schnittlauch und den Gewürzen vermengen.
3. Jetzt den Camembert kreuzweise einschneiden und auf einem mit Backpapier ausgelegten Backblech für ungefähr 5-10 Minuten in den Ofen geben.
4. Den Tomatensalat zusammen mit dem Camembert servieren.

Nährwertangaben: 185 kcal, 11 g Eiweiß, 12 g Fett, 6 g Kohlenhydrate

## 20 Rezepte fürs Abendessen

Auch abends darf es bei der Keto-Ernährung lecker sein und entsprechende Rezepte erwarten dich hier. Sobald du dich an die Keto-Grundlagen gewöhnt hast, wirst du sehr schnell eigene abendliche Kreationen zusammenstellen können. Jetzt geht es aber erst einmal darum herauszufinden, was dir schmeckt!

## Sesam-Spargel im Speckmantel

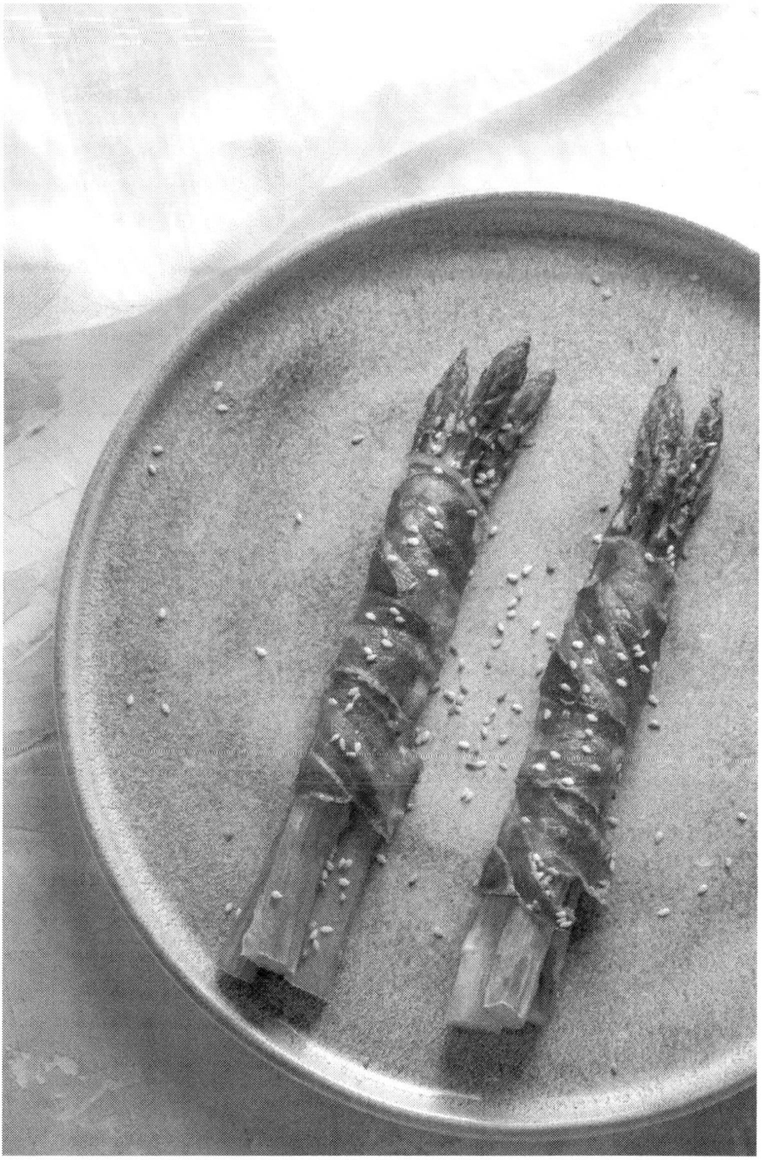

Zubereitungszeit: 10 Minuten

Zutaten für zwei Portionen:

- 200 g grüner Spargel
- 100 g Bacon
- 1 EL Kokosöl
- 1 EL Sesam
- Salz und Pfeffer

Und so geht´s:

1. Die Enden des Spargels abschneiden und den Spargel kurz blanchieren.
2. Anschließend in Sesam wälzen und mit Bacon umwickelt im Kokosöl anbraten. Fertig.

Nährwertangaben: 220 kcal, 11 g Eiweiß, 16 g Fett, 3 g Kohlenhydrate

---

**Avocado-Omelette**

Zubereitungszeit: 20 Minuten

Zutaten für zwei Portionen:

- 4 Eier
- 2 EL Parmesan
- 1 TL Butter
- 1 Avocado
- 1 Handvoll Babyspinat
- Salz und Pfeffer

Und so geht´s:

1. Die Eier mit den Gewürzen und dem Parmesan verquirlen und mit der Butter in eine Pfanne geben.
2. Die Avocado entkernen, schälen und fein würfeln, den Babyspinat waschen und abtrocknen.
3. Das Gemüse auf das noch nicht ganz gestockte Omelette geben, stocken lassen, wenden und kurz anbraten. Anschließend genießen.

Nährwertangaben: 410 kcal, 15 g Eiweiß, 36 g Fett, 2 g Kohlenhydrate

---

**Bunte Pfanne mit Spiegelei**

Zubereitungszeit: 20 Minuten

Zutaten für zwei Portionen:

- 2 Eier
- 100 g vorgekochter Mais
- 100 g vorgekochte Kidneybohnen
- 1 grüne Paprika
- 1 Knoblauchzehe
- 1 TL Olivenöl
- 1 TL frischer Koriander
- Eine Prise Chili
- Eine Prise Kümmel
- Eine Prise Rosenpaprika
- Salz und Pfeffer

Und so geht´s:

1. Die Paprika waschen, entkernen und würfeln.

2. Den Knoblauch schälen, fein hacken und zusammen mit dem restlichen Gemüse und den Gewürzen scharf anbraten.
3. Das fast fertige Gemüse in der Pfanne ein wenig zur Seite schieben und die Eier in der Pfanne aufschlagen und zu Spiegelei verarbeiten.
4. Beides servieren – fertig.

Nährwertangaben: 360 kcal, 11 g Eiweiß, 13 g Fett, 13 g Kohlenhydrate

**Mozzarella-Salat, ganz klassisch, ganz einfach**

Zubereitungszeit: 10 Minuten

Zutaten für zwei Portionen:

- 1 Kugel Mozzarella
- 4 Tomaten
- 1 kleine Schalotte
- 1 EL Basilikum
- 1 EL Olivenöl
- Salz und Pfeffer

Und so geht´s:

1. Eigentlich ganz klar: Den Mozzarella und die gewaschenen Tomaten würfeln, den Basilikum hacken und alles miteinander zu einem köstlichen Salat vermengen.
2. Ein Tipp: Der Salat eignet sich auch wunderbar als Zutat für Sandwiches oder zum Überbacken von Keto-Brot, Auberginen, ...

Nährwertangaben: 250 kcal, 14 g Eiweiß, 17 g Fett, 4 g Kohlenhydrate

## Eiersalat mit Grünzeug

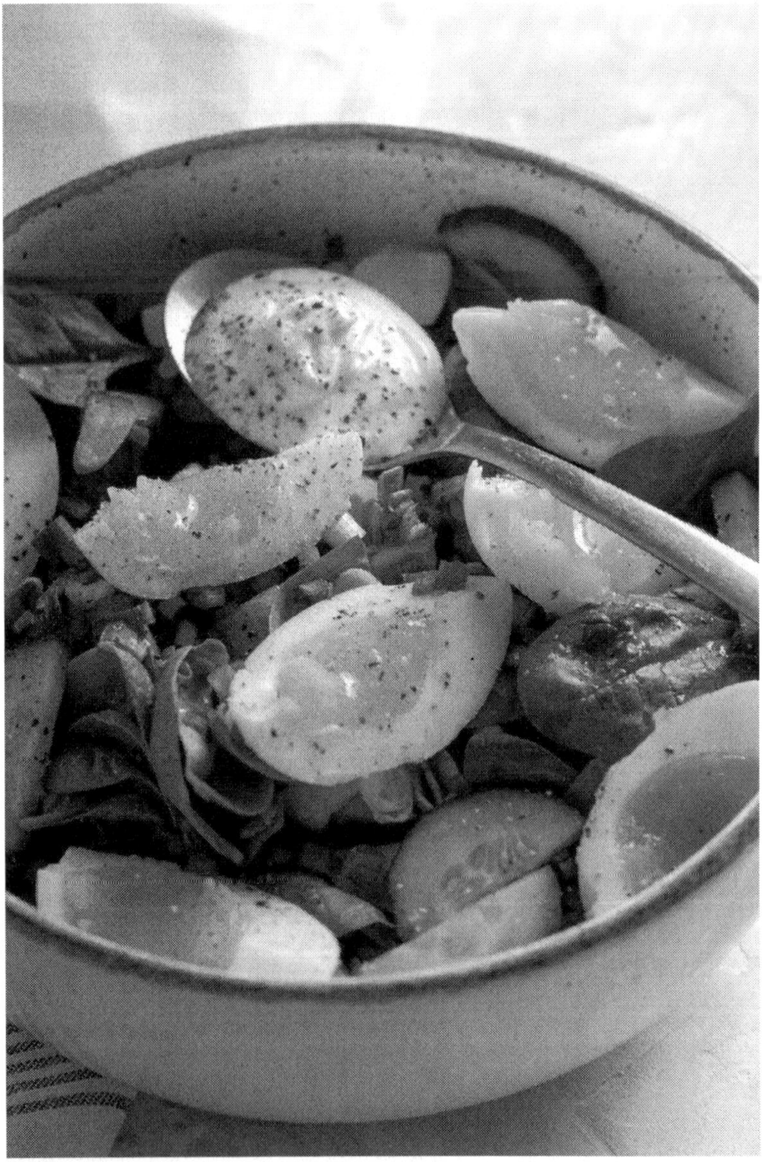

Zubereitungszeit: 15 Minuten

Zutaten für zwei Portionen:

- 2 Eier
- 1 EL Crème fraîche
- ¼ Gurke
- 2 Handvoll Babyspinat
- 1 Frühlingszwiebel
- 1 EL Apfelessig
- Salz und Pfeffer

Und so geht´s:

1. Die Eier in kochendem Wasser 10 Minuten hartkochen.
2. Das Gemüse waschen und abtrocknen.
3. Die Gurke würfeln, den Babyspinat in mundgerechte Stücke zupfen und die Frühlingszwiebel fein hacken.
4. Die Crème fraîche mit dem Apfelessig und den Gewürzen vermengen.
5. Die hartgekochten Eier schälen, würfeln und mit den restlichen Zutaten zu einem köstlichen Salat vermengen.

Nährwertangaben: 175 kcal, 14 g Eiweiß, 13 g Fett, 3 g Kohlenhydrate

---

**Herzhafte Muffins**

Zubereitungszeit: 30 Minuten

Zutaten für zwei Portionen:

- 2 Eier
- 100 g Cheddar
- 100 g Bacon
- 1 gelbe Paprika
- Salz und Pfeffer

Und so geht´s:

1. Zunächst den Backofen auf 180° C vorheizen.
2. Muffinförmchen mit Bacon auslegen.
3. Die Paprika waschen, in feine Würfel schneiden.
4. Die Eier mit dem Cheddar und den Gewürzen verquirlen, die Paprikawürfel unterheben.
5. Die Muffinförmchen mit der Masse befüllen und für 20 Minuten in den Backofen geben.

Nährwertangaben: 435 kcal, 27 g Eiweiß, 32 g Fett, 5 g Kohlenhydrate

---

**Zucchininudeln**

Zubereitungszeit: 10 Minuten

Zutaten für zwei Portionen:

- 1 Zucchini
- 1 Tomate
- 100 g Spinat
- 1 Knoblauchzehe
- 4 EL Basilikum
- 2 EL Parmesan
- 1 TL Olivenöl

Und so geht´s:

1. Die Zucchini mit einem Spiralschneider in feine Nudeln verwandeln und zwei Minuten in kochendes Wasser geben.
2. Den Knoblauch schälen und zusammen mit den restlichen Zutaten in einen Hochleistungsmixer geben.
3. Die Zucchininudeln zusammen mit der Sauce servieren.

Nährwertangaben: 250 kcal, 3 g Eiweiß, 8 g Fett, 4 g Kohlenhydrate

**Kunterbunter Salat mit Ei, Avocado und Thunfisch**
Zubereitungszeit: 15 Minuten

Zutaten für zwei Portionen:

- 100 g Thunfisch im eigenen Saft
- 1 Ei
- 1 Avocado
- Zwei Handvoll grüner Salat
- ½ Limette
- Salz und Pfeffer

Und so geht´s:

1. Das Ei in kochendem Wasser hartkochen.
2. Die Avocado schälen, entkernen und würfeln, den Salat waschen, abtrocknen und klein zupfen, die Limette auspressen.
3. Den Thunfisch abtropfen lassen, das fertig gekochte Ei schälen und würfeln.

4. Anschließend alle Zutaten miteinander vermengen und genießen.

Nährwertangaben: 390 kcal, 17 g Eiweiß, 26 g Fett, 1 g Kohlenhydrate

## Tomaten-Muffins

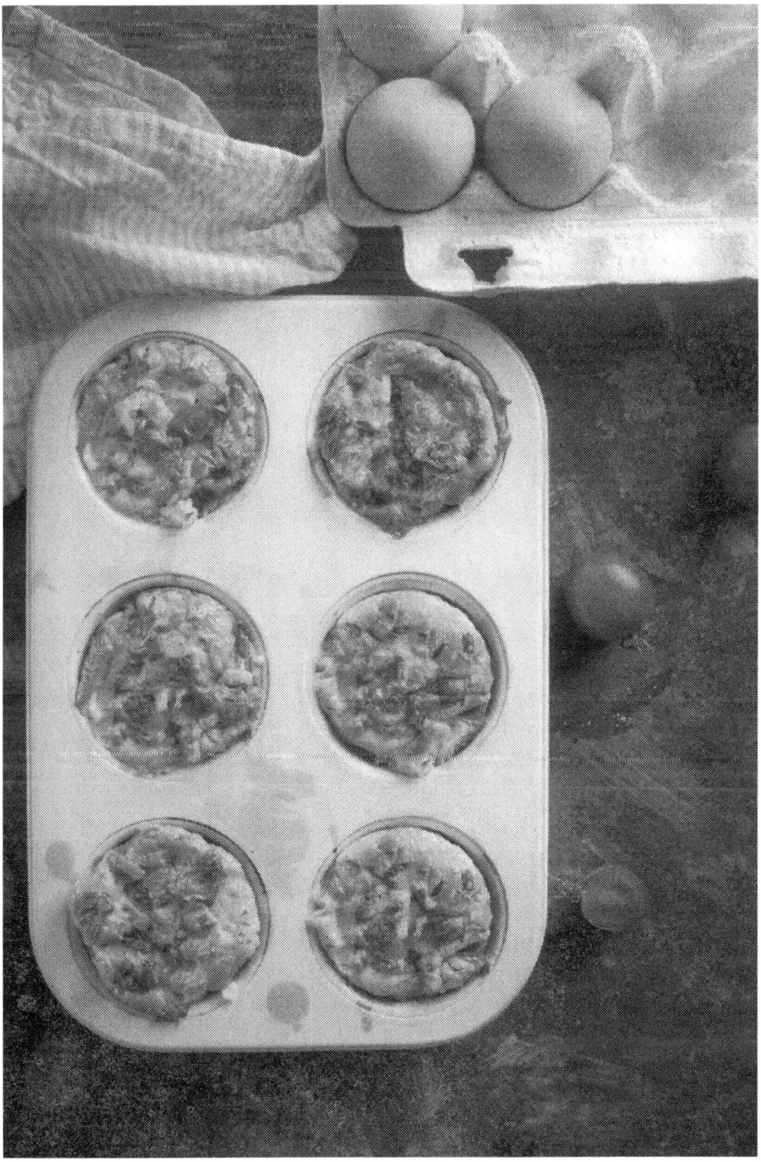

Zubereitungszeit: 30 Minuten

Zutaten für zwei Portionen:

- 2 Eier
- 100 g Mozzarella
- 100 g Geflügelschinken
- 4 Cherrytomaten
- 100 g Babyspinat
- 1 EL Schnittlauch
- 2 EL Crème fraîche
- Salz und Pfeffer

Und so geht´s:

1. Zunächst den Backofen auf 180° C vorheizen.
2. Muffinförmchen mit dem Schinken auslegen.
3. Die Eier mit den Gewürzen verquirlen.
4. Die Crème fraîche unterheben.
5. Die Tomaten und den Spinat waschen, alles fein hacken.
6. Den Mozzarella fein würfeln und mit den Tomaten und dem Spinat unter die Eimasse heben.
7. Jetzt die Muffinförmchen mit der Masse befüllen und für 20 MInuten in den Backofen geben.

Nährwertangaben: 370 kcal, 16 g Eiweiß, 20 g Fett, 3 g Kohlenhydrate

---

**Lachfilet mit Gurken, Joghurt und diesem und jenem**

Zubereitungszeit: 30 Minuten

Zutaten für zwei Portionen:

- 200 g Lachsfilet
- 150 g griechischer Joghurt
- ½ Gurke
- 1 Knoblauchzehe
- 1 EL Olivenöl
- 1 EL Zitronensaft
- 1 TL Abrieb einer Zitrone
- 1 TL Dill
- Salz und Pfeffer

Und so geht´s:

1. Zunächst den Backofen auf 180° C vorheizen.
2. Den Fisch von beiden Seiten würzen und in einer gefetteten Auflaufform für 20 Minuten in den Backofen geben.
3. Jetzt die Gurke waschen, abtupfen und in feine Streifen schneiden.
4. Den Joghurt mit dem Zitronensaft, dem Abrieb der Zitrone, dem gehackten Dill und den Gewürzen vermengen.
5. Den Fisch auf den Gurkenstiften anrichten, mit dem Joghurt-Dip garnieren und servieren!

Nährwertangaben: 385kcal, 26g Eiweiß, 27g Fett, 6g Kohlenhydrate

**Salat mit Sardellen**

Zubereitungszeit: 10 Minuten

Zutaten für zwei Portionen:

- 4 Sardellenfilets
- 100 g Babyspinat
- 100 g Rucola
- 2 Tomaten
- 1 EL Mayonnaise
- 1 EL Parmesan
- Salz und Pfeffer

Und so geht´s:

1. Das Gemüse waschen, abtrocknen und in mundgerechte Stücke zupfen/schneiden.
2. Anschließend die Sardellenfilets zerkleinern und alle Zutaten zusammen in einer großen Schüssel vermengen. Guten Appetit!

Nährwertangaben: 100 kcal, 5 g Eiweiß, 5 g Fett, 5 g Kohlenhydrate

**Fenchelsalat**

Zubereitungszeit: 10 Minuten

Zutaten für zwei Portionen:

- 1 Fenchelknolle
- 100 g Champignons
- 1 gelbe Paprika
- 2 EL Sprossen
- 1 Knoblauchzehe
- 1 TL Walnussöl
- 1 TL Kräuter der Provence

- Salz und Pfeffer

Und so geht´s:

1. Den Knoblauch schälen und pressen.
2. Das restliche Gemüse reinigen, die Champignons in Scheiben schneiden, die Paprika würfeln und den Fenchel in Streifen schneiden.
3. Den Knoblauch mit dem Öl, dem Zitronensaft, den Kräutern und den Gewürzen vermengen.
4. Jetzt alle Zutaten in einer großen Schüssel vermengen.

Nährwertangaben: 150 kcal, 4 g Eiweiß, 5 g Fett, 7 g Kohlenhydrate

## Salat mit Joghurtdressing

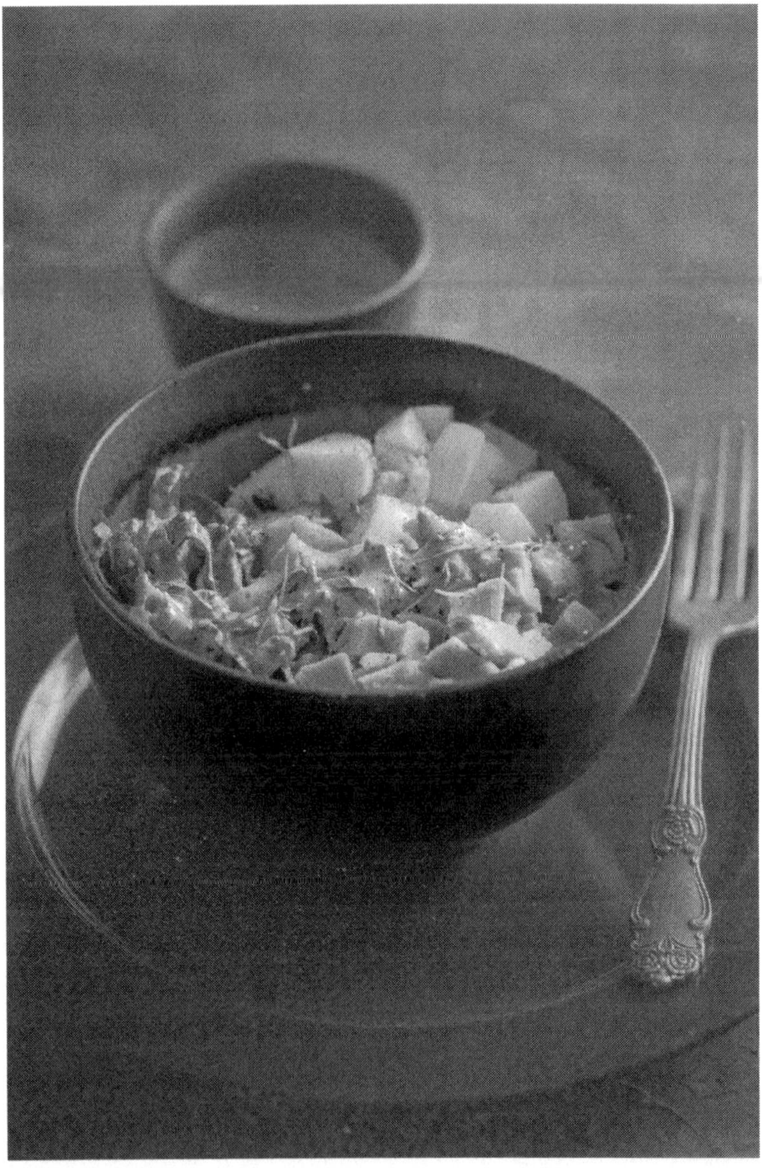

Zubereitungszeit: 15 Minuten

Zutaten für zwei Portionen:

- 4 Eier
- 100 g gekochter Schinken
- 50 g griechischer Joghurt
- 1 kleiner Römersalat
- 2 EL Kresse
- 1 EL Petersilie
- 1 TL Honig
- 1 TL Olivenöl
- 1 TL Balsamico Essig
- Salz und Pfeffer

Und so geht´s:

1. Die Eier hartkochen.
2. Den Salat waschen und klein zupfen.
3. Den Joghurt mit dem Honig, dem Olivenöl, den Gewürzen, den Kräutern und dem Essig vermengen.
4. Den Schinken kleinschneiden.
5. Alles mischen, fertig.

Nährwertangaben: 310 kcal, 22 g Eiweiß, 19 g Fett, 10 g Kohlenhydrate

---

**Bunter Salat mit Käse**

Zubereitungszeit: 10 Minuten

Zutaten für zwei Portionen:

- 200 g Gouda
- 2 Handvoll grüner Salat
- 2 Tomaten
- 1 gelbe Paprika
- 1 Zwiebel
- 1 EL Avocadoöl
- 1 TL Honig
- 1 TL Weinessig
- 1 TL Senf
- Salz und Pfeffer

Und so geht´s:

1. Die Zwiebel schälen und hacken, das Gemüse waschen, abtupfen und in mundgerechte Stücke schneiden/zupfen, den Gouda würfeln.
2. Die restlichen Zutaten zu einer Sauce vermengen und die anderen Zutaten unterheben.
3. Genießen.

Nährwertangaben: 500 kcal, 27 g Eiweiß, 35 g Fett, 20 g Kohlenhydrate

---

**Thunfisch-Salat**
Zubereitungszeit: 10 Minuten

Zutaten für zwei Portionen:

- 150 g Thunfisch im eigenen Saft

- 2 Handvoll grüner Salat
- 2 eingelegte Gurken
- 4 EL Mayonnaise
- 1 EL Dill
- 1 TL Senf
- Salz und Pfeffer

Und so geht´s:

1. Den Salat waschen und in mundgerechte Stücke zupfen.
2. Die Gurken in Scheiben schneiden, den Thunfisch zerfasern.
3. Die restlichen Zutaten zu einer Sauce vermengen und anschließend den Thunfisch, den Salat und die Gurken unterheben. Fertig!

Nährwertangaben: 215 kcal, 17 g Eiweiß, 14 g Fett, 3 g Kohlenhydrate

---

**Champignon-Salat**

Zubereitungszeit: 10 Minuten

Zutaten für zwei Portionen:

- 100 g Champignons
- 2 Handvoll grüner Salat
- 1 EL Sonnenblumenkerne
- 100 g Feta
- 1 EL Olivenöl
- Salz und Pfeffer

Und so geht´s:

1. Das Gemüse reinigen, den Salat klein zupfen, die Champignons in Scheiben schneiden.
2. Den Feta zerbröseln und alles zusammen vermengt genießen!

Nährwertangaben: 260 kcal, 14 g Eiweiß, 21 g Fett, 2 g Kohlenhydrate

## Herzhafte Pancakes

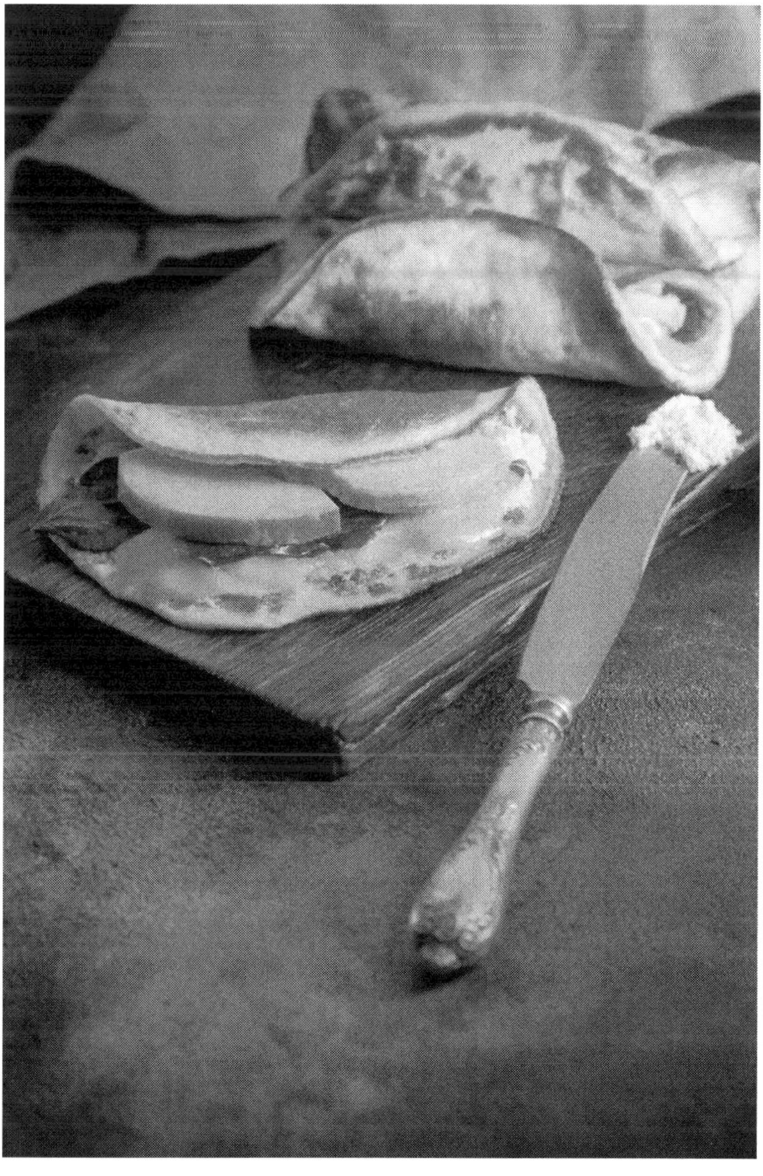

Zubereitungszeit: 25 Minuten

Zutaten für zwei Personen:

- 3 Eier
- 100 g Cheddar
- 2 Scheiben Geflügelschinken
- 90 g Frischkäse
- 100 g Babyspinat
- 1 EL Schnittlauch
- Salz und Pfeffer

Und so geht´s:

1. Die Eier, 80 g Frischkäse und eine Prise Salz zu einem homogenen Teig vermengen.
2. Den Teig portionsweise braten – klappt natürlich auch mit ein wenig Butter!
3. Anschließend den restlichen Frischkäse mit den Gewürzen, dem Cheddar und gehacktem Schnittlauch vermengen.
4. Die Pancakes zur Hälfte mit der Frischkäsecreme bestreichen und mit Schinken und Spinat belegen.
5. In der Pfanne anwärmen, bis der Käse geschmolzen ist. Guten Appetit!

Nährwertangaben: 490kcal, 35g Eiweiß, 35g Fett, 2g Kohlenhydrate

---

**Shrimps-Spieße auf Salat**

Zubereitungszeit: 20 Minuten

Zutaten für zwei Portionen:

- 200 g Shrimps
- 1 grüne Paprika
- 100 g Blattsalat
- 100 g Rucola
- 100 g Babyspinat
- 2 EL Zitronensaft
- 1 EL Olivenöl
- Chiliflocken nach Belieben
- Salz und Pfeffer
- Spieße

Und so geht´s:

1. Die Shrimps auf zwei Spieße geben, würzen und in dem Olivenöl scharf anbraten.
2. Das Gemüse waschen und in mundgerechte Stücke schneiden/zupfen und in einer großen Schüssel vermengen.
3. Die Shrimps mit dem Zitronensaft und den Chiliflocken abschmecken und zusammen mit dem Salat servieren.

Nährwertangaben: 290 kcal, 48 g Eiweiß, 5 g Fett, 11 g Kohlenhydrate

---

**Auberginenpizza**

Zubereitungszeit: 40 Minuten

Zutaten für zwei Portionen:

- 1 Aubergine

- 2 Tomaten
- 4 Champignons
- 100 g Mozzarella
- 2 Scheiben Geflügelschinken
- 2 EL Parmesan
- 1 TL Tomatenmark
- 1 TL Italienische Kräuter
- Salz und Pfeffer

Und so geht´s:

1. Zunächst den Backofen auf 180° C vorheizen.
2. Das Gemüse säubern und die Aubergine in etwa 5 mm dicke Scheiben schneiden, salzen und auf einem mit Backpapier ausgelegtem Backblech für 10 Minuten in den Backofen geben.
3. In der Zwischenzeit das restliche Gemüse in Scheiben schneiden, mit dem Öl, den Kräutern, den Gewürzen, dem Parmesan und dem Tomatenmark vermengen.
4. Die Gemüsemischung auf den Auberginenscheiben verteilen, mit Mozzarella belegen und für weitere 10 Minuten in den Backofen geben.

Nährwertangaben: 210 kcal, 17 g Eiweiß, 12 g Fett, 10 g Kohlenhydrate

---

**Tomate-Aubergine auf Keto-Brot**

Zubereitungszeit: 1 Stunde

Zutaten für zwei Portionen:

- 1 Aubergine

- 2 große Tomaten
- 1 Knoblauchzehe
- 1 Zwiebel
- 1 TL Olivenöl
- 2 Scheiben Keto-Brot
- 1 EL Italienische Kräuter
- Salz und Pfeffer

Und so geht´s:

1. Zunächst den Backofen auf 180° C vorheizen.
2. Die Aubergine und die Tomaten waschen und in Scheiben schneiden.
3. Die Zwiebel und den Knoblauch schälen und ebenfalls in feine Scheiben/Ringe schneiden.
4. Eine Auflaufform mit dem Öl einfetten und die Gemüsescheiben darin verteilen.
5. Das Ganze kräftig würzen und für 45 Minuten in den Backofen geben.
6. Anschließend mit dem Brot servieren.

Nährwertangaben: 270 kcal, 7 g Eiweiß, 3 g Fett, 13 g Kohlenhydrate

## 20 Rezepte für Desserts

Du hast Lust auf etwas Süßes? Das geht bei der Keto-Ernährung natürlich nicht ... Nein, kleiner Scherz. Selbstverständlich darf auch bei der Keto-Ernährung nach Herzenslust geschlemmt werden. Überzeug dich selbst!

## Himbeercreme

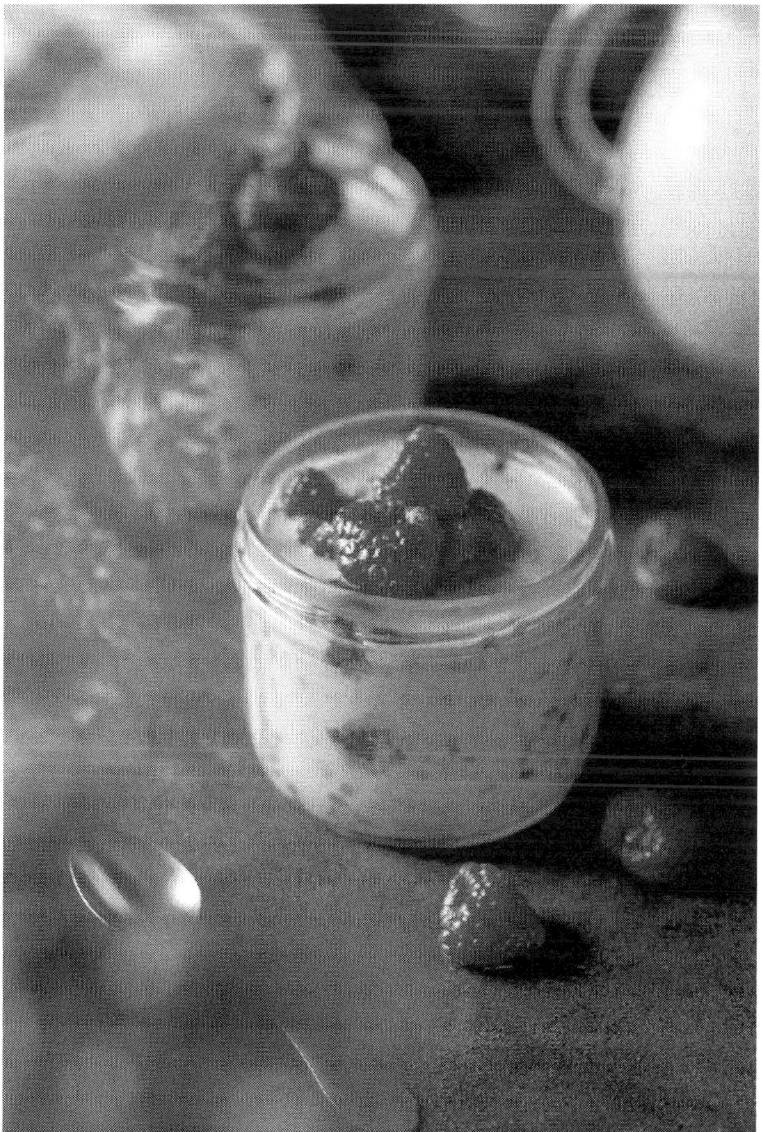

Zubereitungszeit: 5 Minuten

Zutaten für zwei Portionen:

- 100 g Himbeeren
- 100 g Kokoscreme aus einer Dose Kokosmilch
- Vanille
- Stevia nach Belieben

Und so geht´s:

1. Alle Zutaten vermengen und genießen.

Nährwertangaben: 250 kcal, 2 g Eiweiß, 11 g Fett, 4 g Kohlenhydrate

---

**Erdbeer-Drink**
Zubereitungszeit: 10 Minuten

Zutaten für zwei Portionen:

- 100 g Erdbeeren
- 1 TL Minze
- 2 EL Mandeln
- 300 ml Wasser
- Stevia nach Belieben

Und so geht´s:

1. Alle Zutaten in einen Hochleistungsmixer geben, pürieren und anschließend genießen.

Nährwertangaben: 150 kcal, 2 g Eiweiß, 5 g Fett, 3 g Kohlenhydrate

---

**Papaya-Salat**
Zubereitungszeit: 10 Minuten

Zutaten für zwei Portionen:

- 1 Papaya
- 1 Avocado
- 1 TL Honig
- Eine Prise Salz

Und so geht´s:

1. Die Avocado und die Papaya schälen, entkernen, würfeln und mit den restlichen Zutaten vermengen.

Nährwertangaben: 250kcal, 2g Eiweiß, 23g Fett, 5g Kohlenhydrate

---

**Beeren-Crumble**
Zubereitungszeit: 15 Minuten

Zutaten für zwei Portionen:

- 2 Eier
- 2 EL Mandelmehl oder Kokosmehl
- 100 g Beeren nach Belieben
- 2 EL Puderxylit

Und so geht´s:

1. Zunächst den Backofen auf 190° C vorheizen.
2. Jetzt Eigelb und Eiweiß trennen, das Eiweiß steifschlagen.

3. Das Eigelb mit dem Mehl und dem Puderxylit vermengen und den Eischnee unterheben.
4. Die Beeren in eine Auflaufform geben, die Eimasse darauf verteilen und das Ganze für 5-10 Minuten in den Backofen geben.
5. Genießen.

Nährwertangaben: 160 kcal, 10 g Eiweiß, 6 g Fett, 15 g Kohlenhydrate

## Quark-Crêpes

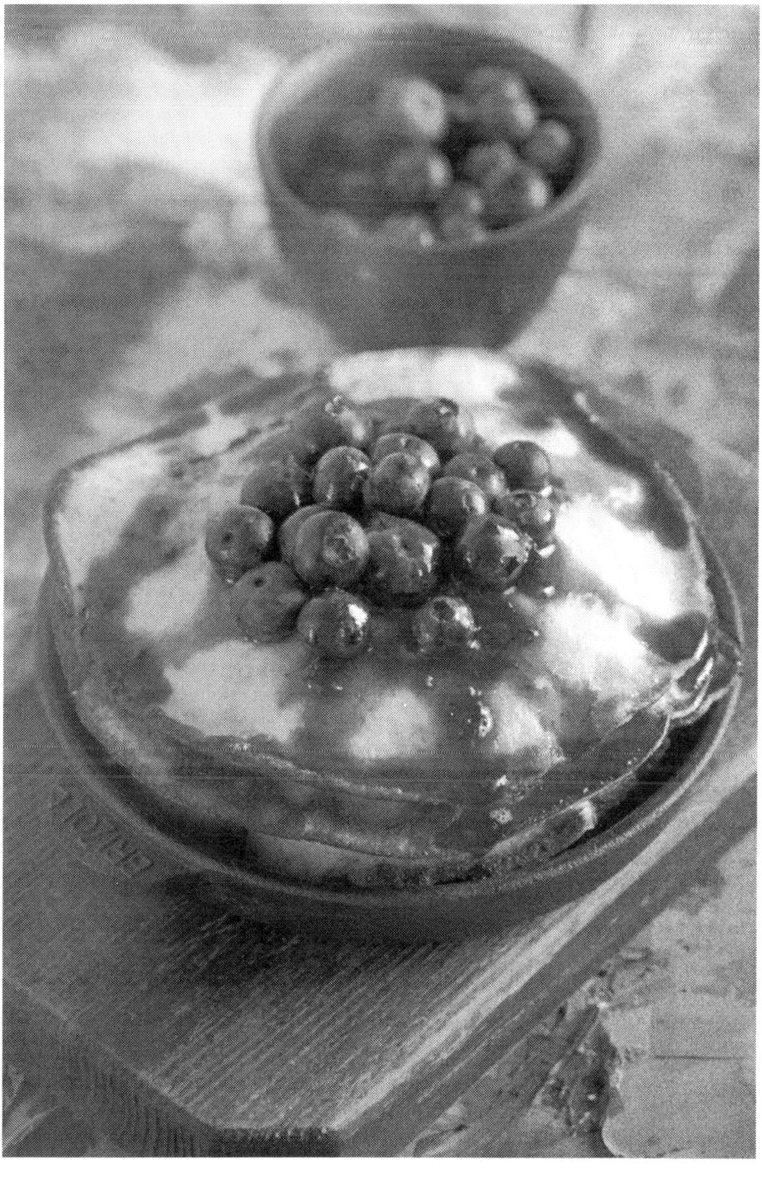

Zubereitungszeit: 15 Minuten

Zutaten für zwei Portionen:

- 100 g Quark
- 3 Eier
- 1 TL Kokosöl
- 2 EL Xylit
- 2 EL Blaubeeren
- Vanille nach Belieben

Und so geht´s:

1. Den Quark mit den Eiern, der Vanille und dem Xylit vermengen.
2. Das Kokosöl in einer Pfanne schmelzen, die Hälfte des Teigs hinzugeben und mit der Hälfte der Beeren belegen, goldbraun werden lassen, wenden und mit den restlichen Zutaten wiederholen.

Nährwertangaben: 230 kcal, 15 g Eiweiß, 13 g Fett, 13 g Kohlenhydrate

---

**Chili-Cheese-Chips**

Zubereitungszeit: 10 Minuten

Zutaten für zwei Portionen:

- 50 g geriebener Cheddar
- ½ TL Chili
- Salz und Pfeffer

Und so geht´s:

1. Zunächst den Backofen auf 180° C vorheizen.
2. Den Cheddar mit dem Chili, Salz und Pfeffer vermengen, portionsweise auf einem mit Backpapier ausgelegtem Backblech verteilen und für 5-7 Minuten in den Backofen geben.

Nährwertangaben: 50 kcal, 5 g Eiweiß, 5 g Fett, 1 g Kohlenhydrate

---

**Sahne-Quark mit Brombeeren**

Zubereitungszeit: 10 Minuten

Zutaten für zwei Portionen:

- 100 g griechischer Joghurt
- 50 ml Sahne
- 100 g Brombeeren
- ½ TL Spekulatiusgewürz

Und so geht´s:

1. Alle Zutaten vermengen, fertig!

Nährwertangaben: 200 kcal, 3 g Eiweiß, 12 g Fett, 8 g Kohlenhydrate

---

**Keto-Mocca**

Zubereitungszeit: 10 Minuten

Zutaten für zwei Portionen:

- 2 Tassen Kaffee
- 1 EL Kokosöl
- 1 TL hochwertiges, ungesüßtes Kakaopulver
- 1 TL Cashewmus
- Zimt und Vanille

Und so geht´s:

1. Alle Zutaten in einen Hochleistungsmixer geben, mixen, genießen.

Nährwertangaben: 200 kcal, 1 g Eiweiß, 10 g Fett, 2 g Kohlenhydrate

---

**Limonade**

Zubereitungszeit: 10 Minuten

Zutaten für zwei Portionen:

- 100 g Erdbeeren
- ½ Limette
- 2 EL Xylit
- 500 ml Wasser

Und so geht´s:

1. Die Limette auspressen, die Erdbeeren waschen und anschließend mit dem Xylit in einem Topf aufkochen lassen.
2. Die Masse durch ein Sieb streichen und mit dem Wasser vermengt genießen.

Nährwertangaben: 60 kcal, 1 g Eiweiß, 1 g Fett, 13 g Kohlenhydrate

## Schoko-Creme

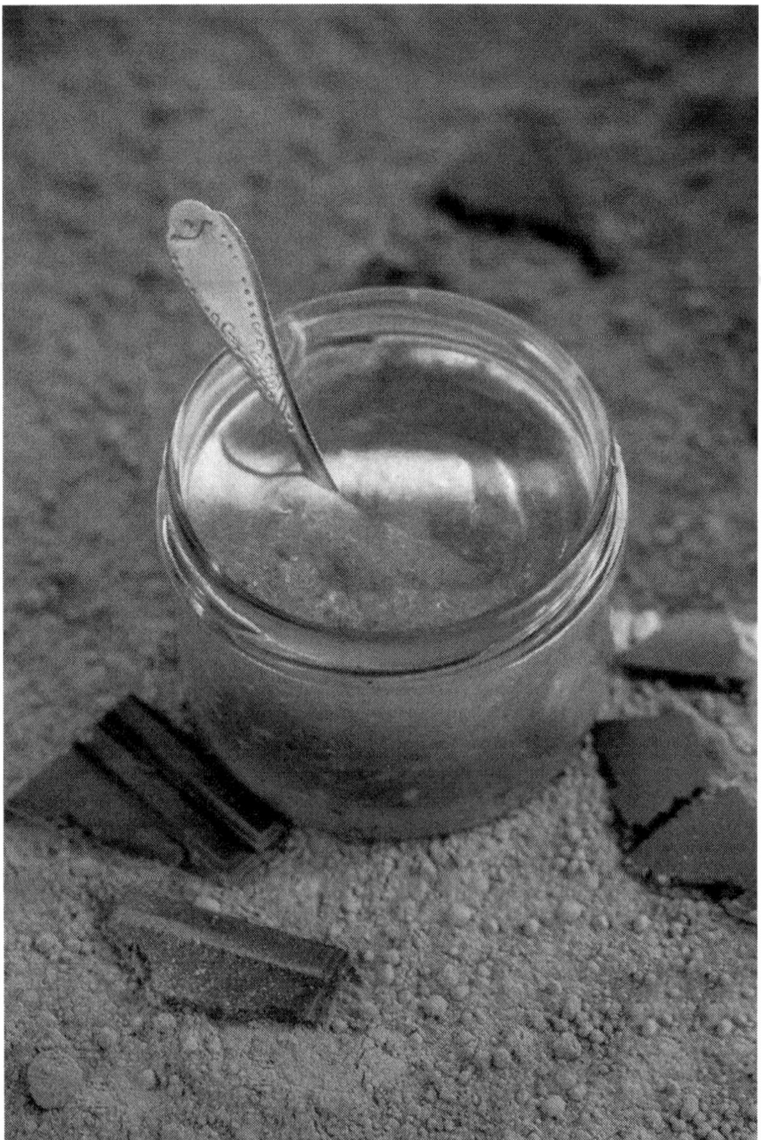

Zubereitungszeit: 10 Minuten

Zutaten für zwei Portionen:

- 100 g griechischer Joghurt
- 50 ml Sahne
- 100 g Zartbitterschokolade
- 2 EL Kokosraspeln
- Stevia nach Belieben

Und so geht´s:

1. Die Schokolade im Wasserbad schmelzen und mit den restlichen Zutaten vermengen.

Nährwertangaben: 450 kcal, 6 g Eiweiß, 35 g Fett, 27 g Kohlenhydrate

**Mandelmilch**
Zubereitungszeit: 10 Minuten

Zutaten für zwei Portionen:

- 2 EL Mandeln
- 500 ml Wasser
- Stevia nach Belieben
- Vanille

Und so geht´s:

1. Alle Zutaten in einem Hochleistungsmixer pürieren, abseihen und warm oder kalt genießen.

Nährwertangaben: 50 kcal, 2 g Eiweiß, 3 g Fett, 2 g Kohlenhydrate

**Nussjoghurt**

Zubereitungszeit: 10 Minuten

Zutaten für zwei Portionen:

- 200 g griechischer Joghurt
- 2 EL Pecannüsse
- 2 EL Macadamia
- 1 EL Erdnussbutter
- Zimt

Und so geht´s:

1. Die Nüsse hacken und mit den restlichen Zutaten vermengen.

Nährwertangaben: 300 kcal, 8 g Eiweiß, 30 g Fett, 8 g Kohlenhydrate

---

**Birnen-Apfel-Mus**

Zubereitungszeit: 20 Minuten

Zutaten für zwei Portionen:

- 2 Birnen
- 2 Äpfel
- ¼ Zitrone
- 200 ml Wasser
- 2 EL Xylit

Und so geht´s:

1. Die Zitrone auspressen, die Birnen und die Äpfel schälen, entkernen und kleinschneiden.
2. Anschließend alles in einem Topf aufkochen lassen, köcheln lassen und pürieren.

Nährwertangaben: 180 kcal, 1 g Eiweiß, 1 g Fett, 42 g Kohlenhydrate

## Heidelbeer-Eis

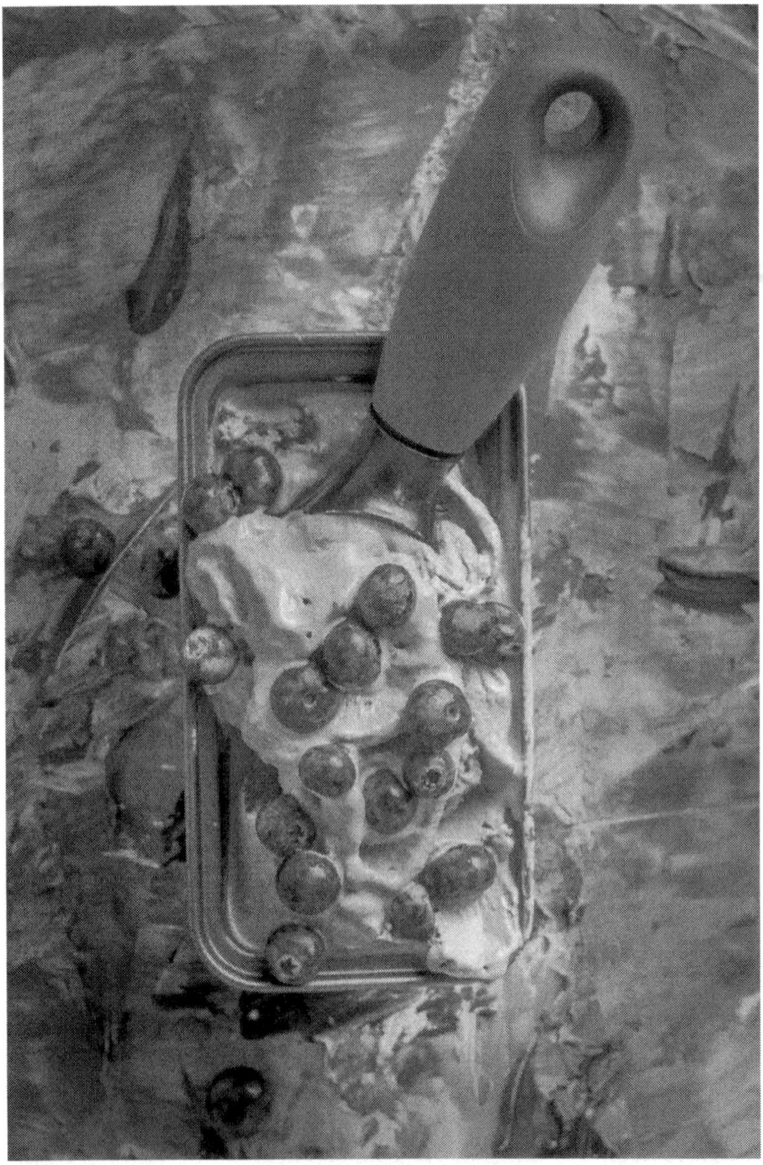

Zubereitungszeit: 10 Minuten und über Nacht

Zutaten für zwei Portionen:

- 100 g Blaubeeren
- 100 g Frischkäse
- 1 EL Xylit
- Vanille und Stevia nach Belieben

Und so geht´s:

1. Alle Zutaten in einem Hochleistungsmixer pürieren und über Nacht ins Gefrierfach geben.

Nährwertangaben: 200 kcal, 10 g Eiweiß, 12 g Fett, 10 g Kohlenhydrate

---

**Mandelkekse**

Zubereitungszeit: 15 Minuten

Zutaten für zwei Portionen:

- 100 g Mandelmehl
- 60 g Butter
- 1 Ei
- 10 g Xylit
- Salz
- Vanille

Und so geht´s:

1. Den Backofen auf 150° C vorheizen.

2. Alle Zutaten vermengen, Kekse aus dem Teig formen, auf einem mit Backpapier ausgelegtem Backblech verteilen und für 10 Minuten in den Backofen geben.

Nährwertangaben: 432 kcal, 23g Eiweiß, 33g Fett, 7g Kohlenhydrate

---

**Cashew-Creme**

Zubereitungszeit: 10 Minuten

Zutaten für zwei Portionen:

- 200 ml Sahne
- 2 EL Cashewmus
- 1 EL gehackte Cashewkerne
- 1 TL Xylit
- Vanille

Und so geht´s:

1. Alle Zutaten bis auf die Cashewkerne pürieren, mit Cashewkernen garniert servieren.

Nährwertangaben: 370 kcal, 4 g Eiweiß, 37 g Fett, 10 g Kohlenhydrate

---

**Avocado-Schoko-Creme**

Zubereitungszeit: 10 Minuten

Zutaten für zwei Portionen:

- ½ Avocado
- 100 g Frischkäse
- 50 ml Sahne
- 2 EL hochwertiger Kakao
- Vanille
- Stevia nach Belieben

Und so geht´s:

1. Die Avocado entkernen, schälen und mit dem Frischkäse, dem Kakao, der Vanille und dem Stevia pürieren.
2. Die Sahne steif schlagen und unterheben.

Nährwertangaben: 250 kcal, 5 g Eiweiß, 25 g Fett, 5 g Kohlenhydrate

## Kokos-Energie-Kugeln

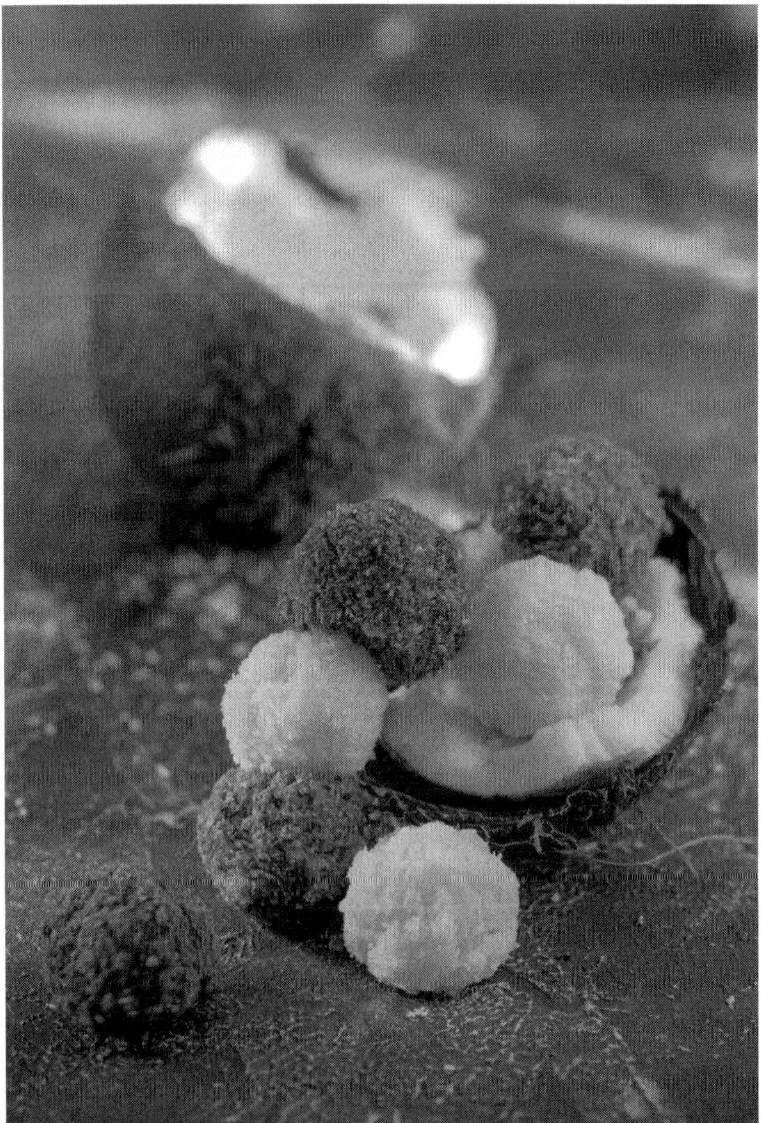

Zubereitungszeit: 10 Minuten

Zutaten für zwei Portionen:

- 100 g Kokosraspeln
- 80 g Xylit
- 2 EL Kokosöl
- Vanille
- Eine Prise Salz

Und so geht´s:

1. Alle Zutaten in einem Hochleistungsmixer vermengen, kleine Kugeln aus der Masse formen, fertig.
2. Die Kugeln nach Belieben in Samen, Nüssen, Kakao und ähnlichem wälzen!

Nährwertangaben: 50 kcal, 2 g Eiweiß, 3 g Fett, 1 g Kohlenhydrate

---

**Kräuterlimonade**

Zubereitungszeit: 10 Minuten und über Nacht

Zutaten für zwei Portionen:

- 500 ml Wasser
- ½ Zitrone
- 1 EL Zitronenmelisse
- 1 EL Minze

Und so geht´s:

1. Die Zitrone auspressen.

2. Den Zitronensaft mit den Kräutern über Nacht in das Wasser geben und am nächsten Tag genießen.

Nährwertangaben: 4 kcal, 1 g Eiweiß, 1 g Fett, 1 g Kohlenhydrate

**Zimt-Crunchies**

Zubereitungszeit: 45 Minuten

Zutaten für zwei Portionen:

- 50 g gemahlene Mandeln
- 50 g gemahlene Leinsamen
- 1 EL Chiasamen
- 2 EL Butter
- 1 EL Xylit
- 1 TL Zimt

Und so geht´s:

1. Den Backofen auf 200° C vorheizen.
2. Alle Zutaten zu einem homogenen Teig vermengen und kleckseweise auf einem mit Backpapier ausgelegtem Backblech verteilt für 25 Minuten in den Backofen geben.

Nährwertangaben: 349 kcal, 16 g Eiweiß, 27 g Fett, 7 g Kohlenhydrate

So, das war´s schon mit unseren leckeren Rezepten und jetzt geht es darum, dass du dir einen Keto-Plan machst, Keto-Rezepte ausprobierst und die Keto-Ernährung zum Teil deines Alltags machst. Viel Spaß beim Experimentieren!

# Schlusswort

Liebe Leserin und lieber Leser,

an dieser Stelle möchte ich mich bewusst ganz kurzfassen, denn eigentlich ist schon alles zur Keto-Ernährung gesagt, was gesagt werden sollte. Denk bitte daran, dass wir Menschen Gewohnheitstiere sind und du dir entsprechend Zeit (und Nachsicht) geben solltest, um dich an die neue Ernährungsform zu gewöhnen. Sobald du dich unter Druck setzt, dich zum Erfolg zwingst oder dich bei einem „Rückfall" schlecht fühlst, gefährdest du deinen Fortschritt enorm. Es ist sehr viel sinnvoller, wenn du dich langsam an die Keto-Ernährung herantastest. Klar ist es hilfreich, wenn du dir klare Ziele setzt, aber diese Ziele sollten realistisch und keineswegs ein Auslöser für schlechte Laune sein. In dem Moment, in dem es nur noch darum geht, nicht zu viele Kohlenhydrate zu verspeisen, jedes Gramm Nahrung genaustens nährstofftechnisch auseinanderzunehmen, ist das Experiment Keto gescheitert. Warum? Weil die Keto-Ernährung eine neue Gewohnheit und keine neue Belastung werden soll. Gewöhne dich einfach Schritt für Schritt an die Keto-Rezepte oder die von dir selbst zusammengestellten Keto-Köstlichkeiten und du wirst ganz automatisch zum Keto-Experten. Du machst das Ganze aus Liebe zu deiner Gesundheit und so sollte sich dein Abenteuer auch anfühlen.

Viel Spaß und viel Erfolg!

# Anhang (Links)

Hier die Links zu den Informationen zum Online Video Kurs "Gewichtsblockaden lösen von Sonja Tolevski wie in der Einleitung beschrieben.

Informationen auf der Verlagsseite:

http://bit.ly/2SqA1mK
*oder QR Code scannen*

Direkt zu Sonja's Website:

http://bit.ly/39lQnUx
*oder QR Code scannen*

# Buchempfehlung

## Natürliche Antibiotika

Von Alessia Goldfing

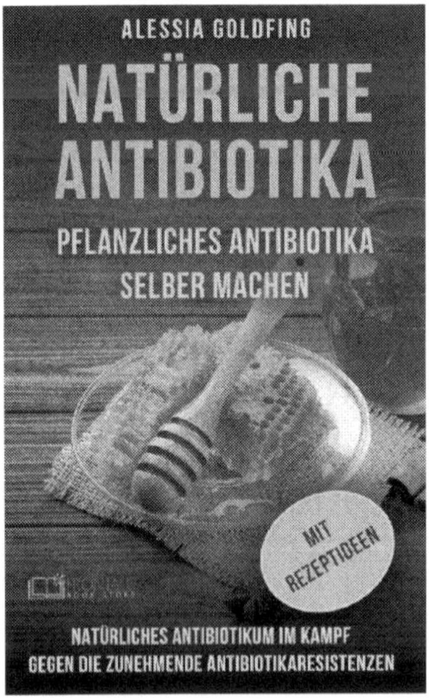


Erfahren Sie warum wir gegen Antibiotika immer resistenter werden. Was es für alternative Bakterien-Killer gibt und wie Sie diese bei Bedarf anwenden oder in den täglichen Menüplan einbauen.

Ebook ASIN: B07FRDY5N3

Taschenbuch ISBN: 978-1072222071

Weitere Infos auf: www.frontalis-bookstore.com

## Buchempfehlung

# Darmgesundheit – Stärke dein Immunsystem durch Darmsarnierung

Von Simona Wellensteiger

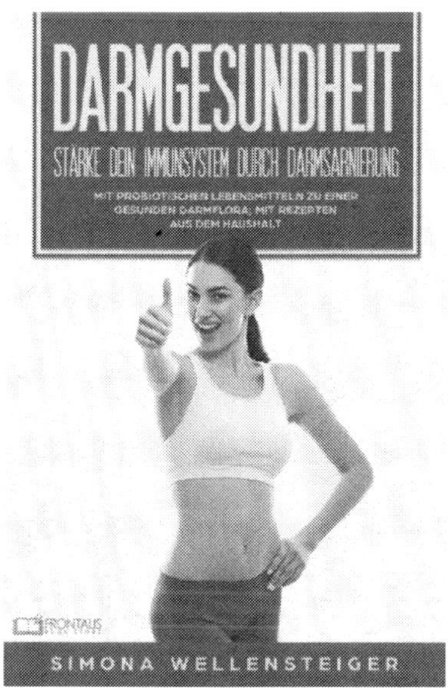


Der Darm ist das Zentrum unserer Gesundheit. Ein gesunder Darm ist daher so wichtig, weil er das komplette Wohlbefinden unseres Körpers beeinflusst. In diesem Ratgeber beleuchten wir das gesamte Darmsystem und zeigen mit einfachen Rezepten aus dem Haushalt, wie die Darmflora gesund gehalten werden kann.

Ebook ASIN: B07FRBRRWM

Taschenbuch ISBN: 978-1095293768

Weitere Infos auf: www.frontalis-bookstore.com

# Buchempfehlung

## Nichtraucher durch rauchen

Von Trevor Steinfels

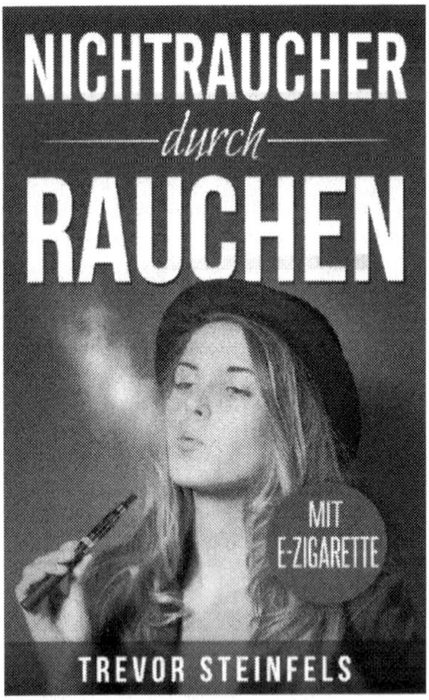


Mit rauchen das Rauchen aufgeben? Ja das geht. Trevor Steinfels erzählt seine Geschichte wie er mit der E-Zigarette zum Nichtraucher wurde. Ganz ohne Entzugserscheinungen und das Raucherritual missen zu müssen.

Ebook ASIN: B07F1PZD17

Taschenbuch ISBN: 978-1983276996

Hörbuch ASIN: B07HP8WT1Q

Weitere Infos auf: www.frontalis-bookstore.com

## Buchempfehlung

## Meditation im Alltag – Kurzratgeber Stress bewältigen und Burnout vorbeugen

Von Luisa Steiger

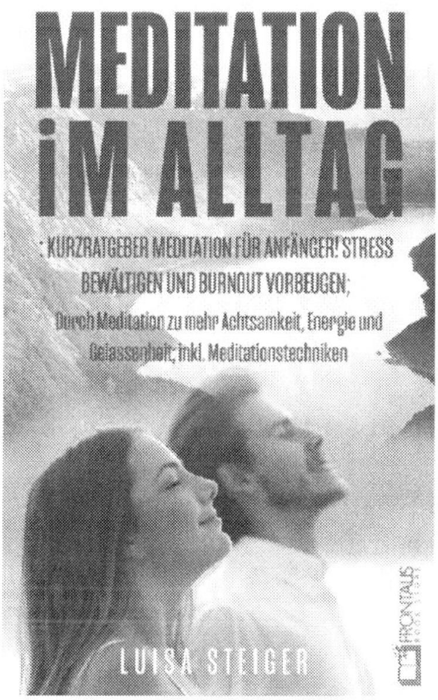


Meditation ist eine uralte Methode sich vom Alltagsstress zu befreien, den Kopf frei zu bekommen und mehr Gelassenheit zu erlangen. Lerne mehr achtsam zu sein und binde Meditation in deinen Alltag ein.

Ebook ASIN: B07Q4BXDNT

Weitere Infos auf: www.frontalis-bookstore.com

# Buchempfehlung

## Abnehmen mit Powershakes

Von Simona Wellensteiger

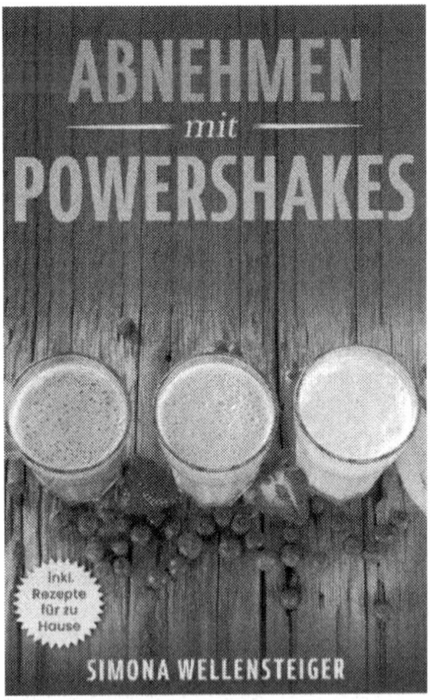


Erfahren Sie das Zusammenspiel zwischen Kalorien und abnehmen. Was der Muskel mit der Kalorienverbrennung zu tun hat und wie Sie mit wirksamen Shakes und Riegel zur Traumfigur gelangen.

Ebook ASIN: B07F6HBS6N

Taschenbuch ISBN: 978-1731041807

Weitere Infos auf: www.frontalis-bookstore.com

Haftungsausschluss

Der Autor und Herausgeber ist nicht haftbar für Schäden und Verluste, die durch den Gebrauch, das Anwenden oder weitergeben dieser Informationen entstehen sollten. Dieses Buch repräsentiert eigene Erfahrungen, Meinung und zahlreiche Informationsquellen des Autors und soll dem Leser zum Wissensaufbau dienen. Der Inhalt ist keine medizinische Hilfe und sollte nicht mit derer verwechselt werden. Die Nutzung dieses Buches und deren Informationen, Anleitungen und Strategien erfolgen auf eigenes Risiko. Der Autor kann für Unfälle, Falschanwendung und Schäden jeglicher Art, die sich bei der Umsetzung der in diesem Buch aufgeführten Tipps und Informationen ergeben, keine Haftung aus keinem Rechtsgrund übernehmen. Unter größter Sorgfalt wurde das Werk erarbeitet. Der Autor übernimmt keine Gewähr für die Korrektheit, Aktualität, Vollständigkeit sowie Qualität der hier bereitgestellten Informationen. Druckfehler und Falschinformationen, welche wesentliche Eigenschaften der Informationen beeinflussen, können nicht vollständig ausgeschlossen werden. Weiß der Leser nicht genau, ob diese Tipps geeignet sind, soll Kontakt zu einem Spezialisten in diesem Fachgebiet aufgenommen werden. Bei den verlinkten Webseiten handelt es sich um Inhalte Dritter, für die der Autor nicht verantwortlich ist. Eine regelmäßige Überprüfung der verlinkten Webseiten auf Rechtmäßigkeit kann der Autor ausdrücklich nicht leisten. Der Autor hat keinen Einfluss auf Gestaltung und Inhalte fremder Internetseiten. Diesbezüglich distanzieren sich Autor und Verlag von allen fremden Inhalten. Zum Zeitpunkt der Verwendung waren keinerlei illegale Inhalte auf den Webseiten vorhanden.

1. Auflage

Kontakt: S. Lämmle, Wingertenstrasse 35, 8322 Madetswil
Inhaltsbilder: Frontalis Book Store
Coverdesign: Frontalis Book Store

FRONTALIS BOOK STORE

www.frontalis-bookstore.com

Printed in Germany
by Amazon Distribution
GmbH, Leipzig

19708059R00084